KB163565

| 내 몸 을 위 한 |

한방디톡스

| 내 몸을 위한 |

한방디톡스

대한한의통증제형학회 지음

홍익출판사

한의학이 질병의 치료와 예방의 중심이 되었던 동양에서는 예로부터 식약동원(食藥同源, 먹는 음식과 약은 뿌리가 같다)이라는 말을 중요하게 생각했다. 질병을 치료하는 목적으로 복용하는 약재와 평상시 섭취하는 음식은 건강을 유지하고 관리하는 데 있어서 가치가 같다고 본 것이다.

그런데 현대사회가 점점 더 복잡해지면서 예전과는 다른 유형의 질병들이 발생하고, 그러한 질병을 치료하고 관리하는 일에 있어서 점차 그 어려움이 커지고 있다. 정보화 시대의 혜택으로 다양한 치료법과 관리법에 대한 지식들이 넘쳐나고 있지만 올바른 선택이 어려워지고, 여기에 더해서 적합하지 않은 방법들이 어지럽게 유행하는 현실이다. 특히 외국에서 유래된 대체의학, 서양의 민간요법들은 한국의 실정에는 적용하기 어려운 것들이 대부분이다.

이러한 상황에서, 우리나라 실정에 맞게 동양의 전통사상과 한의학적 관점을 기본으로 하여 우리 식생활과 연관이 깊은 여러 가지 식이요법을 재분석하고, 실제 임상에 적용되는 부분을 포함하여 소개하는 이 책의 출간은 의의가 매우 크다고 하겠다. 이 책이 올바르고 정확한 건강 지식을 필요로 하는 사람들의 궁금증에 일정 부분 답이 될 수 있을 것으로 생각한다.

책의 내용을 살펴보니, 일반인들이나 환자들에게 올바른 식생활 및 생활 습관에 대한 구체적 정보와 지식을 제공함으로써 스스로 건강을 유지할 수 있고 양생에 도움을 줄 수 있는 내용으로 구성되었음을 확인할 수 있었다.

더구나 전문분야인 한의학과 대체의학의 풍부한 학문적 조예를 바탕으로 아주 쉽게 풀어서 설명하고 있고, 이론과 실제를 함께 엮어 임상적인 부분까지도 설명하고 있어 큰 도움을 준다. 건강에 도움을 받고자 하는 일반인은 물론이고 관련 분야에서 연구에 전념하고 있는 의료인들도 관심을 갖고 일독하기를 권한다.

대한한의학회 회장
김갑성

먹고, 마시고, 입고, 숨 쉬는 모든 것이 오염된 세상, 우리 몸은 현대 생활에 적응하지 못하고 있다

인간의 몸은 수천 년 동안 서서히 환경에 적응하며 문명을 발전시키고, 상황에 맞추어 변화되어 왔다. 하지만 지난 몇 십 년 사이에 너무도 빠르게 진행된 급격한 환경 변화에 우리의 인체는 제대로 적응하지 못했다.

우리 인체는 변화된 환경 때문에 생긴 다양한 형태의 독소에 해독 능력을 상실하고, 이로 인해 면역계의 교란이 야기되는 바람에 알레르기성 비염, 천식, 아토피 피부염 같은 질병이 만연하게 되었다. 여기다 온갖 독소와 스트레스에 노출된 인체 안의 세포들이 돌연변이를 일으켜 암의 증가와 그로 인한 사망률이 나날이 높아지고 있다.

공해나 화학물질 오염으로 인한 독소의 유입은 논외로 하더라도,

기본적인 식생활의 변화만 따져도 지난 세기 동안에 엄청난 변화가 있었다. 우리가 언제부터 삼겹살이나 불고기 같은 육류를 일주일에 몇 차례씩 먹었고, 언제부터 우리 아이들이 콜라를 마시며 피자와 토스트, 햄버거로 끼니를 때웠던가. 곡물과 야채와 발효된 장류를 주식으로 하고, 이따금 육류를 섭취하던 지난 수천 년 동안의 식습관과는 확연히 다른 식단에 과연 우리의 몸이 제대로 적응하고 있을지 의심스럽다.

온갖 종류의 잡곡과 잘 숙성되고 조리된 야채와 나물, 여기다 잘 익은 김치와 오래 숙성된 된장으로 끓인 깊은 맛의 국물이 주식이던 시절에는 결코 찾아볼 수 없던 질병들이 현대인의 건강을 해치고 있다.

신선한 나물이나 야채를 구할 수 없는 겨울이 되면 김장을 하거나 절임을 하여 발효 숙성된 야채들을 먹었고, 태양 볕 아래 자연의 바람을 이용해서 건조해 놓았던 무와 시래기로 국을 끓였으며, 여기에 항산화기능을 높이는 들기름 등으로 산나물을 무치거나 볶아먹었다.

지금 우리의 식탁은 농약과 유전자 조작으로 탄생한 곡물과 야채들, 대부분 공장에서 염산과 화학처리로 겉모양만 비슷하게 만든 가짜 장류와 화학조미료로 범벅이 되어 혀를 마비시키는 반찬과 국물들이 점령해 버린 지 오래다.

더구나 세상은 오염된 물과 공기, 음식, 주거 공간, 의복 등으로 하루 24시간 인체로 하여금 독소의 유입과 오염에서 탈출할 수 있는 길을 잠시도 열어주지 않는다. 문제는, 이로 인해 야기되는 질병들이 전통의학의 치료 방식으로는 해결되지 못하고 당장의 증세 완화에만 급급하다는 점이다.

상황이 이러니 우리의 인체가 옛날과 다른 것은 너무도 당연한 결과이다. 예전에는 감기에 걸리면 대부분 '외감(外感)'이라 하여 외부의 극심한 추위 등에 몸이 이기지 못하고 생기는 것이었으나 현재는 외감에 의한 환자보다는 계절과 상관없이 면역력이 떨어져 사시사철 신체가 허약해서 생기는 '내상(內傷)' 환자가 더 많은 실정이다.

이렇듯이 전방위적이고 지속적인 독소의 유입과 심리적 스트레스, 운동 부족 등으로 인해 우리의 인체가 날이 갈수록 약화되어 가고 있는 실정이다. 일찍이 겪어보지 못한 생활환경의 급격한 변화와 우리의 인체가 해독할 수 있는 한계를 훌쩍 넘어서는 공해와 화학물질에 의한 오염 앞에 우리 모두 무방비에 가깝게 노출되어 있는 것이다.

이에 대처하기 위해서는 약은 물론이고 먹고 마시는 것, 입는 것, 숨 쉬는 것, 움직이는 것 등 모든 면에서 총체적인 변화를 주어야 한다. 몸의 안팎으로 유입되는 독소들을 해독하고 혼탁해진 피를 맑게 하며, 여기에 더하여 몸과 마음을 정화하는 등 질병에 대처하는 자세에 근본적인 변화를 주어야 질병으로부터 벗어날 수 있을 것이다.

하지만 대부분의 사람들은 이러한 시도를 하기도 전에 '말은 맞지만, 과연 모든 것을 예전의 청정한 상태에 가깝게 되돌리는 것이 가능할까? 현재 상황에서는 아예 불가능한 게 아닌가?' 하는 의문에 빠지게 된다.

물론 현대를 살아가면서 아무리 발버둥쳐도 이룰 수 없는 부분이 있고, 기존의 의학이 질병의 원인에 대한 대처와 새로운 치료의 방향성에 대해 아직 제대로 된 안내를 하지 못하는 부분이 있기는 하다.

여기다 이론적으로, 그리고 실제적으로 한계가 명확함에도 불구하고 그때그때 유행에 따른 건강법이나 특정한 약초, 특정한 건강식품에 의존해서 어설픈 치료를 행하려다 포기하게 되는 경향도 널리 퍼져 있는 것이 현실이다.

이 책은, 그렇다면 과연 우리의 실상에 활용 가능한 대안은 무엇이 있을지, 기존 한의학의 시대적 상황과 한계를 인정하면서도 옛 것을 다시 되돌아보며 열린 눈으로 현실에 맞는 치료와 예방의 방법은 무엇인지를 알아보기 위해 집필되었다.

변화된 세상에 걸맞게 한의학의 이론과 실제를 새롭게 정립해 보자는 의욕의 산물이지만, 여러 모로 부족한 부분도 많을 것이다. 독자 여러분의 따뜻한 질정을 기다리며, 특히 한의학계 선후배님들의 관심과 가르침을 기대한다.

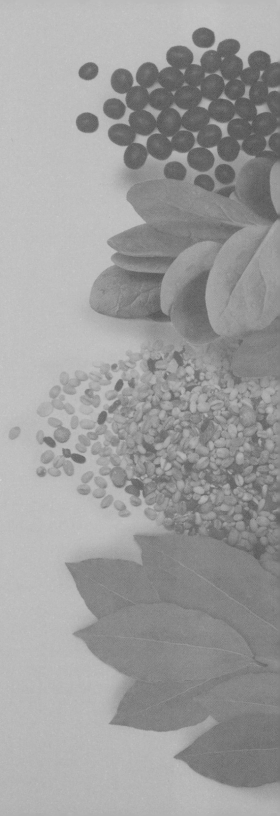

Part.1

간이 편해야
몸이 편하다

Part.1

간이 편해야 몸이 편하다

간은 주로 장수의 역할을 하고, 외부를 살피게 된다.
견고함을 알고 싶으면 눈의 대소를 살피게 된다.
肝者主爲將使之候外欲知堅固視目大小

사람이 활동할 경우에는 혈액이 모든 경맥을 운행하고,
휴식을 할 경우에는 혈액이 간으로 돌아간다.
간이 혈해를 주관한다고 함은 이 때문이다.
人動則血運於諸經靜則血歸於肝藏肝主血海故也
_《동의보감(東醫寶鑑)》〈내경(內景)〉편 간장(肝臟) 중에서

간과 대장은 통하였으니, 간병은 마땅히 대장을 소통시켜야 하며,
대장병도 마땅히 간을 평온하게 하는 것을 위주로 하여야 한다.
肝與大腸相通肝病宜疏通大腸大腸病宜平肝經爲主
_《의학입문(醫學入門)》 장부론(臟腑論) 중에서

환경오염,
치료에 대한 새로운 패러다임이 필요하다

현대인의 식탁, 무엇이 문제인가?

가끔 고개를 돌려 창밖을 보면 뿌연 하늘에 가슴이 답답해져 온다. 옛날과는 비교할 수 없을 정도로 물질문명이 발달하고, 먹고 마시는 것이 풍부하며, 질병을 다스리는 의학은 하루가 다르게 진보해 가고 있다고 떠들고 있는데, 왜 병에 시달리고 고통을 당하는 사람들은 늘어나기만 하는 것일까?

주변을 둘러보면 반드시 한두 사람은 암이나 당뇨 같은 병에 시달리는 사람이 보이고, 그 정도로 심각한 질병은 아닐지라도 이웃이나 친척들 중에는 아토피나 천식을 앓고 있는 사람이 꼭 있기 마련이다.

굳이 주변 이야기를 할 필요도 없이 우리 자신만 돌아보아도 늘 피로에 지쳐 있는가 하면, 이유도 모르게 두통에 시달리고 식사를 하고 나면 속이 쓰리거나 더부룩하고, 한여름에도 감기를 앓는가 하면 알레르기로 인해 계절마다 기침과 콧물을 줄줄 흘린다.

매일같이 혼탁한 정신으로 아침을 시작하고, 공황상태에 가까운 복잡한 머리로 잠이 든다. 피부는 논바닥처럼 갈라지거나 푸석거리고, 몸은 뚱뚱해져 숨 쉬는 것조차 힘들며, 정신은 어디로 흘러가는지도 모를 정도로 흐리멍덩해져 있다.

예전에도 그랬던가? 잠시 돌아보면 지금보다는 좀 더 맑은 정신으로 활기차게 살아가지 않았나 하는 생각이 들지만, 어째서 이렇게 되었는지는 도통 알지 못한다. 예전보다 더 잘 먹고, 비타민이니 칼로리니 따지며 건강도 더 잘 챙기는 것 같은데, 이상하게 몸은 더욱 아프기만 하다.

그렇게 아파서 병원에 가면, 과민성이니 신경성이니 하는 흔한 병명을 듣거나 원인에 대한 근본적인 치료가 아니라 증세를 경감시키는 방식의 약물만 처방받고 있다. 이러니 잠시 안정을 되찾기는 하지만 며칠 지나면 금세 다시 나빠져서 다람쥐 쳇바퀴 돌듯 하는 상황에서 헤어나지 못한다.

그러면 예전과 지금이 다른 이유는 무엇일까? 무턱대고 앞만 보고 걸어가던 것을 잠시 멈추고, 뒤를 돌아보면 세상이 얼마나 바뀌었는지를 알고 놀라게 될 것이다.

우리가 먹는 계란과 닭고기는 마당을 자유롭게 뛰놀던 토종닭이 아니다. 지금 우리가 먹는 닭은 태어나서 죽을 때까지 작은 철창에 갇힌 채 24시간 백열등 아래서 호르몬제와 항생제로 범벅이 된 사료를 먹으며 계란을 생산하고 있다. 돼지나 소 같은 가축들 역시 화학물질로 만든 호르몬과 항생제, 성장촉진제 등으로 가득한 사료를 먹으며 비좁은 우리에서 '고기'로 길러지고 있다.

곡물과 야채들 또한 별로 다르지 않다. 농약을 하도 쳐서 옛날 논두렁에서 흔히 보던 메뚜기, 우렁이, 미꾸라지, 청개구리들은 보이지 않은 지 오래되었다. 그런 벌레나 작은 생물들에게도 치명적인 물질들이 함유된 음식을 우리는 매일 밥상에 앉아 맛있다고 여기며 입에 넣고 있다.

물과 공기는 안전한가?

동네 아무 곳에서나 퍼 올린 우물이나 지하수를 시원하고 달게 마시며 약수라고 말하던 시절이 그리 오래되지 않은 것 같은데, 이제는 산중의 약수터를 가도 '음용수 불가'라는 표지판을 보게 된다. 게다가 우리가 일상적으로 먹고 마시고 씻는 수돗물에서는 기준치 이하라고는 하지만 염소와 발암물질인 트리할로메탄이 검출되고 있다.

하지만 과연 먹고 마시는 것뿐일까? 인간은 음식물을 먹지 않고도 40일 이상은 생존할 수 있고, 물을 마시지 않고도 며칠간은 생존할 수 있지만 숨을 쉬지 않고는 단 몇 분도 살아남을 수 없다.

이렇게 인체에 가장 큰 영향을 미치는 것이 호흡인데, 과연 우리가 숨 쉬는 세상은 어떠한가? 예전의 맑고 청명한 하늘은 사라진 지 오래다. 누런 스모그와 자동차의 배기가스로 희뿌연 하늘만 보일 뿐 그것을 정화해줄 나무와 숲, 흙과 황토로 된 집들은 더 이상 보이지 않는다.

그 대신 환경호르몬과 화공약품, 유독물질로 범벅인 도로의 아스팔트와 통풍도 안 되고 끝도 없이 유독물질을 방출하는 콘크리트 건물들이 자리를 차지하고 있다. 땅과 주거환경뿐인가. 우리의 피부를 감싸던 천연 재질의 의복은 언제부터인가 화공합성 재질로 변해 하루 종일 오염물질을 피부 속으로 유입시키고 있다.

이렇게 잠시만 돌아보아도 현대인들은 먹고 마시는 것은 물론이고 입는 것, 숨 쉬는 것까지 옛날과는 완전히 다른 삶을 살아가고 있다. 현대 물질문명이 만들어 낸 화학적 합성 오염물질이 생활환경에 전방위적으로 급속히 유입되고 있지만, 우리의 인체는 그 모든 것에 적응하면서 빠르게 해독할 만한 기능을 갖추지 못하고 있다.

의학은 제 역할을 하고 있는가?

현대인의 몸은 오염된 일상으로 인해 언제나 무겁고 머리는 혼탁하다. 여기다 여러 가지 질병들을 해독하거나 정화하지 못하고 있음에도 서양의학에 치우쳐 원인 규명은 물론이고 보다 포괄적인 해결책을 찾지 못하고 있다.

비만, 아토피, 천식, 암 같은 환경오염으로 인해 생긴 현대병은 주변에서 쉽게 볼 수 있을 정도로 늘어가고 있지만 당장의 증상만을 억제하는 미봉책에만 급급할 뿐, 궁극적인 개선을 위한 대안은 전혀 내놓지 못하고 있다. 이로 인해 치료의 한계가 막다른 골목에 와 있는 상황이다.

서양에서조차 이런 상황에 맞서기 위한 대안으로 대체의학의 연구가 활발히 진행되고 있지만, 아직 답보 상태에 머무르고 있다. 우리나라의 경우는 예로부터 전해져 오랜 세월 검증되어 온 한의학이 있어 현대병으로 고통받는 이들에게 환영을 받고는 있으나, 이러한 치료법 역시 환경오염 요인이 없던 과거 상황에 맞춰 성립된 의학이기 때문에 오늘날의 상황에 100% 맞다고는 할 수 없다. 기존의 한의학을 현대병에 그대로 적용하는 것은 쉽지 않은 일이 되어버린 것이다.

《동의보감》의 허준 선생이나 사상체질의 창시자인 이제마 선생 같은 이들이 살아 돌아오신다고 해도 현대의 질병을 제대로 치료하기 위해서는 오늘날의 생활방식을 면밀히 살펴봐야 할 것이며, 치료에 사용할 수 있는 약재나 음식들 또한 새롭게 연구해야 할 것이다.

지금은 옛것을 새롭게 돌아봐야 할 시점

길을 걷다 보면 오염된 공기 때문에 숨 쉬는 것이 턱턱 막힌다. 옛날엔 아무 개천에서나 흔히 볼 수 있던 도롱뇽 같은 생물을 이제는 깊은 산중에서나 볼 수 있게 되었고, 아무 때나 약수처럼 시원하게 퍼먹던 지하수는 오염이 되어 더 이상 마음 놓고 먹을 수 없게 되었다.

온갖 화공약품으로 정제된 설탕이나 소금, 인공색소로 도배된 음식들은 또 어떤가. 하루 세 끼 식탁에 올라오는 모든 먹거리가 믿을 수 없는 상황이다. 이러한 실정에서, 약을 쓰거나 병자를 치료해야 하는 새로운 패러다임은 아주 먼 옛날이 아니라 수십 년 전의 한의사들조차 전혀 상상하지 못했던 일이다.

그렇기에 우리의 몸을 어떻게 정화시키고 어떻게 해독시킬 수 있을지, 모든 것을 새롭게 고민해 봐야 할 시점이 왔다.

요즘 유행하는 유기농이니 웰빙이니 하는 것들은 사실 옛날의 평범한 사람들이라면 누구나 당연히 누려왔던 먹거리들이다. 소비자들의 이러한 선택은, 따지고 보면 과거로의 회귀를 갈망하는 마음의 표현이라고 할 수 있다. 오늘날 한의학에 종사하는 의료인들이라면 바로 이러한 상황을 직시해야 할 것이다.

그러나 한의학계조차 이러한 경향에 큰 관심을 쏟지 못한 것이 사실이다. 현대 한의학에서 질병 치료를 위해 사용하는 약재들조차 오염된 환경에서 비료와 농약에 의해 재배되고 있어 덩치는 실하고 싱싱해 보이지만, 약성의 힘은 약해진 상태이니 그대로 사용할 경우 옛날의 의서가 설명하는 효과를 충분히 기대하기 어렵다.

우리의 몸이 공해와 오염에 노출되어, 인체 안의 세포가 돌연변이를 일으키는 바람에 암과 같은 난치병에 의한 사망률이 매년 높아지고 있다. 2010년의 경우, 암으로 사망한 사람은 전체 사망자의 28.21%에 달한다. 10만 명당 암 사망률이 매년 꾸준히 늘고 있는데, 수치상으로 봐도 3명 중 1명은 암으로 사망하고 있다는 얘기다.

그뿐만 아니라 고혈압, 당뇨, 비만, 고지혈증, 심장질환, 대사증후군 등 생활습관병을 앓고 있는 이들을 건강한 이들보다 더 흔하게 볼 수 있는 현실이다. 만연하는 현대병에 제때 적절하게 대처하지 못하는 현대의학의 한계를 이런 사실만 봐도 알 수 있다.

특정한 약이나 수술적 치료 방법에 의존하는 기존 의학의 바탕에서는 현대병의 공격에서 벗어나기 힘들다. 이를 위해서는 공기와 물, 음식이라는 기본 바탕의 변화를 모색하는 것은 물론 운동과 생활환경, 마음 자세까지도 모두 개선해야 한다.

인체 안팎을 모두 정화하는 것은 물론이고, 그를 통해 정상적인 삶으로 돌아갈 수 있는 방법을 제시하는 것이 현대 한의학계의 절실한 과제가 되고 있는 오늘이다.

우리에게 맞는
청혈(淸血)·해독 요법은 따로 있다

유행하고 있는 각종 디톡스 요법

최근 들어 공해와 환경오염에 찌든 식단에 대한 자구책으로 '디
톡스 요법'에 관한 내용이 책과 인터넷 등으로 번져나가며 유행하
고 있다. 디톡스(detox)란 '해독한다'는 뜻으로, 가령 관장을 하거나
마그네슘 하제(下劑, 설사약) 등을 통해 배변을 시킨다든지 녹즙이나
스무디 같은 유동성 식사를 권장하고, 설탕이나 소금, 화학조미료
같은 가공식품을 절제하여 내부를 청정히 하는 방법들이 그것이다.

디톡스를 꾸준히 실천하면 건강에 도움이 되고, 질병을 예방할 수
있다고들 말한다. 독소의 유입을 차단하며 특정한 식품이나 약품을

먹어 배설하면 독소가 배설될 것이라고 추정하는 것이다.

하지만 디톡스 요법이라고 소개되는 방법 중에는 지나친 절식이나 단식, 편중된 식단으로 몸에 무리를 주는 경우가 있어 조심해야 한다. 더구나 가공식품을 먹지 않고 배설만 시킨다고 해서 인체 깊은 곳에 쌓인 노폐물이 배출된다고 보기에는 다소 무리가 있다.

시중에 유행하는 디톡스 요법 중에는 음식이나 생활방식에서 우리의 실정과 맞지 않는 것들이 많다. 특정한 부분에 편중된 요법보다는 균형 잡힌 식단과 충분한 섬유질, 발효식품을 지속적으로 섭취하여 간에 쌓인 독소와 노폐물을 제거하는 것이 더 바람직하다.

또한 현대인에게 부족한 운동을 늘려 혈액순환과 체력을 키우며, 충분한 수면으로 세포들이 재생되고 원기를 회복할 시간을 주는 것을 목적으로 하는 것이 올바른 디톡스 요법이라 할 수 있다.

따라서 우리의 식단에 맞고, 일상생활에서 지속적으로 실행하여 체력과 면역력을 증진시키며, 인체 내외에 쌓인 독소를 해독하고 배출시킬 수 있는 한국형 디톡스 요법이 필요한 상황이다.

간(肝)을 치유하여 다시 태어나게 하라

우리 몸의 청혈(淸血)과 해독을 이루고, 몸 안에 축적되어 있는 독소를 배출시키기 위해 가장 먼저 살펴봐야 할 장기는 인체의 해독을 맡고 있는 장기인 간(肝)이다.

간(肝)이란 한자를 풀어보면 달월(月) 변에 방패 간(干)을 합한 것으로, 한의학에서는 간을 '장군지관(將軍之官)'이라 하여 외부에서 유입되는 독소와 병균을 막거나 저항함으로써 인체를 지키는 방패이자 한나라의 장군 같은 역할을 한다고 보고 있다.

서양의학에서도 간에 대한 해석은 한의학과 크게 다르지 않아서, 각종 독성물질을 해독하는 것은 물론 알부민 같은 단백질의 합성과 대사에 관여하고 당분의 혈중농도를 일정하게 유지해주며, 지방의 대사에도 관여한다고 본다. 그중에서도 해독작용은 간의 가장 중요한 기능으로, 각종 약물이나 독소, 발암물질 등으로부터 인체를 보호해주는 역할을 하고 있다고 본다.

'몸이 천 냥이면, 간은 구백 냥'이라는 말이 있다. 그만큼 간이 동서양을 막론하고 가장 중요한 장기로 인식되어 왔다는 의미의 속담이다. 하지만 오늘날에 이르러서 간은 공해와 환경오염, 스트레스로 인해 가장 큰 상해를 입고 있다.

간은 인체 안팎에서 밀려드는 독소로부터 가장 먼저 타격을 받을 수밖에 없는 장기이므로 청혈과 해독의 가장 큰 척도가 될 수밖에 없다. 간을 해독하고 편하게 해주는 것이야말로 몸을 정화하기 위한 가장 기본적이면서도 중요한 요건이 되는 것이다.

옛 문헌에서 간의 정화를 위한 방법을 찾아보면, 간에 대한 연구가 가장 활발했던 학문은 '연단(鍊丹)'이다. 연단은 본래 자기수양의 철학과 실행을 목표로 하여 이루어졌는데, 연단의 한 분야인 '지단법내 간은 제 기능을 잘하고 있을까?

① 식사 후에 소화가 잘 안 된다. (　　)

② 속이 더부룩하고 구역질이나 구토감이 느껴진다. (　　)

③ 원인불명의 지속적인 피로를 느낀다. (　　)

④ 피부와 눈이 노랗게 되거나 피부가 검푸른 빛을 띤다. (　　)

⑤ 피부가 가렵거나 붉은 반점이 생기기도 한다. (　　)

⑥ 체중이 급격히 감소하거나 늘어난다. (　　)

⑦ 소변에 거품이 일고 냄새가 나며,

　색깔이 노란색이나 갈색으로 짙어진다. (　　)

⑧ 대변 상태가 일정치 않고, 설사와 변비가 번갈아 나타난다. (　　)

⑨ 남자의 경우, 유방이 커지거나 고환이 작아진다. (　　)

⑩ 성격이 지나치게 예민해지고 신경질적이다. (　　)

결과

0~1개 : 간 기능이 원활하다.

2~4개 : 간 기능이 저하되어 있다.

5~7개 : 간 기능에 문제가 있다. 전문의와 상담하라.

8~10개 : 심각한 문제가 예상된다. 전문가의 도움이 시급하다.

(地丹法)'은 결국 한의학과 그 뿌리가 같다고 볼 수 있다.

　　그러나 한의학이 환자의 치료가 목적인 치병(治病)으로 발전한 학문이라면, 연단의 지단법은 자기수양을 위한 인체의 정화와 순정함, 청정함을 목적으로 연구가 진행된 학문이라 할 수 있다.

지단법은 오랜 시간 많은 사람들이 온갖 방법을 통해 실험하거나 직접 실행하는 과정에서 잘못된 이론들이 파생되고, 이를 오해한 사람들의 오도된 실행 과정에서 한층 복잡하고 난해한 학문으로 오도되는 바람에 오늘날엔 거의 잊혀진 상황이 되어 버렸다.

그나마 남아 있는 원론적인 내용들도 이론은 사라진 채 극히 일부의 기술과 실행만이 남겨져 비방처럼 구전되는 경우가 대부분이어서 선현들의 뜻이 제대로 전달된다고 볼 수 없다.

연단에서 보는 간은 한의학에서 보는 것과 비슷하면서도 약간 다르다. 본래 연단과 한의학의 사상은 동일하여 간이 오행(五行) 중 목(木)에 해당한다고 보는 견해는 같지만, 한의학은 여기서 한 발 더 나아가 '장부(臟腑, 한의학에서 인체 내의 모든 장기를 말하는 것으로, 흔히 오장육부라 한다)'의 허실과 균형을 이루며, 오행의 후천 상생 상극이 중심이 되는 곳이 간이라고 본다.

이에 비해서 연단은 인체의 정화와 생명력의 환원을 목적으로 하는 학문이기에 후천이 아닌 선천의 오행생성론을 중심으로 간을 해석한다. 수화(水火)의 결합체, 생명의 근원적인 장부로서의 목(木)의 의미를 더 중시한다는 것이다. 요컨대 간이 생명력이나 생육을 의미한다고 보는 것이다.

선천 오행생성론에서는 물 속에는 일양(一陽)이 있고 불 속에는 이음(二陰)이 있어서, 음과 양이 서로를 이끌어 수화음양이 교합하여 목이 생성된다고 본다. 이때 인체에서 수화가 순환이 되도록 하는 것이 바로 간의 목기(木氣) 때문이라고 보는 것이다.

이러한 내용은 현대인들이 이해하기가 매우 어려우므로, 간단한 예시를 들어보자. 한의학에서는 사람이 건강한 상태, 생명력이 넘치는 상태를 '수승화강(水昇火降, 차가운 기운은 올라가게 하고 뜨거운 기운은 내려가게 하는 것이 건강에 좋다는 한의학 용어)'이라고 말한다. 옛날 의서들은 '수화(水火)가 바르게 운행되면 질병이 없다'고 했다.

이는 인체에서 화기(火氣)가 아래로 내려가 손발과 복부가 따뜻해지고 수기(水氣)는 위로 올라가 머리가 맑고 시원해지는 것을 말하는 '두한족열(頭寒足熱)'의 상태를 수화의 순환과 교제(交濟)가 제대로 이루어지고 있는 것으로 보고, 나아가 생명력이 넘치는 건강한 상태로 보았던 것이다.

만약 수화가 서로 만나 어울리지 못하여 화기는 위로 치밀어 올라 머리는 뜨거워지고 답답해지며, 수기는 아래로 내려가 손과 발, 복부에 냉기가 돌며 싸늘해질 경우에는 생명력인 목기를 제대로 이루지 못한다. 그런 상태는 인체가 온갖 독소와 정신적 스트레스에 노출되어 생명력이 저하되어 있는 것으로 볼 수 있다.

간과 깊은 연관이 있는 혈액은 그냥 혈(血)이나 진액으로서의 의미가 아니라 수화의 결합체로서의 생명력을 뜻한다. 결국 간이라는 장기는 혈액의 생성을 이루는 응집체이자 생명의 근원이 되는 장부라는 뜻이다.

이렇듯이 연단에서는 간의 정화와 해독이 인체를 순정하게 만들기 위해 반드시 필요한 과정이며, 수화의 교합을 통해 생명의 목기를 파생시킴으로써 인체를 정화할 청혈을 이루는 것이라 해서 매우 중요하게 여겨왔다.

수화의 운행이 바르게 이루어지면 혈액이 맑아지고, 혈액이 맑아지면 인체는 전신을 쉴 새 없이 돌고 있는 혈액을 통해 스스로 자정작용을 진행한다. 맑고 깨끗해진 피는 혈액 속을 떠돌거나 혈관 벽에 붙어 있는 나쁜 콜레스테롤과 노폐물, 과산화지질 같은 산패한 지방산, 그로 인해 발생하는 부패한 독가스 등을 녹여 버린다.

그렇게 녹아 버린 물질들은 소변과 대변, 땀과 모공 등을 통해 배설되고, 인체 안에서는 독소에 찌든 장기와 세포가 세척되거나 재생된다. 청혈을 통한 이러한 과정은 공해와 오염에 지친 우리의 몸이 다시 태어나는 해답이 될 것이다.

연단이란 무엇인가

'연단(鍊丹)'은 '단(丹, 불의 근원)'을 제련한다는 뜻으로 옛 현인들이 하늘과 땅, 그리고 인간을 보는 사상이자 철학에서 출발한 말이다. 하늘에 감응하기를 바라는 '천기감응(天氣感應)'을 목적으로 시작되었는데, 그 근원은 크게 세 가지로 천원(天元), 지원(地元), 인원(人元)이 그것이다.

먼저 천원은 하늘에 직접적인 감응을 받는 것으로, 우리네 어머니들이 정화수를 떠놓고 하늘에 빌던 것이나 효자가 신령에게 산삼을 받는 등의 설화 속의 예를 말하는 것이다. 정성이 지극하면 하늘도 감복한다는 말이 있듯이, 하늘과 교감하는 과정을 말한다.

한편 지원은 전설의 청학동(현재의 청학동이 아닌 전설의 청학동을 말한다) 같이 그곳에 거주하는 것만으로 오래 살고 병이 없으며 전쟁 등을 피할 수 있다는 전설 속 이야기에서 비롯되었다. 흔히 풍수지리에서 말하는 땅의 기운을 받는 일을 말한다.

마지막으로 인원은 하늘에 감응하고 하늘과 통하기를 바라면서 인간이 행했던 노력을 말한다. 연단은 주로 인원을 말하는 것으로, 인원은 다시 크게 세 가지로 나누게 된다.

첫째는 자신의 호흡을 조절하고 마음을 안정시켜 하늘의 기운에 감응하기를 바라는 천단(天丹)이다.

둘째는 하늘과 땅의 정기를 받은 식품과 약재의 맑은 부분만을 정제하고, 그 속에 하늘의 기운을 함축하여 복용함으로써 하늘과 감응하고자 했던 지단(地丹)이다.

셋째는 남자와 여자, 신(神)과 기(氣)의 수화 교합을 통해 천기에 감응하기를 바라는 인단(人丹)이다.

이러한 동양의 연단법은 페르시아를 거쳐 12세기경 십자군전쟁을 통해 서양으로 넘어가게 된다. 가령 페르시아의 사상이나 만물이 물, 불, 공기, 흙의 네 가지 원소로 이루어져 있다고 보는 4원소설(四元素

說) 같은 현지의 고유철학과 결합되어 '연금술'이라는 학문을 만드는 데 영향을 미치게 된다.

연금술은 현대 문명의 뿌리가 되는 학문으로, 후에 현대과학과 서양 의학의 시초가 된 학문으로 발전한다. 그러나 이 과정에서 연단이나 연금술에서 말하는 '금(金)'이라는 표현이 단순히 황금으로 오인되어 후세에 오도당하기도 했지만, 오늘날의 과학에 뿌리 역할을 한 것만은 분명한 사실이다.

연단이나 연금술에서 말하는 금(金)은 본래 비유적인 표현으로, 동양 사상의 오행(五行)에서 말하는 수화교합으로 이루어진 생명의 목기(木氣)가 수렴 응축된 상태, 나아가 생명력이 안정되게 응축된 형태를 금에 비유한 것으로, 연단에서는 이를 '금단(金丹)'이라고 표현한다. 서양 연금술의 진정한 목적은 '인체를 본래의 순수한 상태로 되돌리기 위한 것'으로, 이는 연단법이 추구하는 목적과 같다. 연단에서는 인체를 순수한 상태로 정화하고 생명을 본래의 상태로 되돌리는 것을 '환단(還丹)'이라고 표현한다.

간과 대장이 통하였느냐?

독소와 오염물질의 방패이자 생명력의 장기인 간을 편안하게 하고 회복하기 위한 치료법에서 독소 제거를 위한 방법은 따로 있다. 간에서 나쁜 기운을 내보낼 때는 '사하(瀉下)'라 하여, 대장을 열어 설사를 통해 밖으로 배출하는 것으로 간의 부담을 줄여주는 방법을 사용하는데, 한의학에서는 대장을 열어 간 속의 노폐물을 배설하고 간의 기능을 활성화시키는 방법을 '간통대장(肝通大腸)'이라 한다.

오래 전부터 간을 치료하는 데 널리 이용되어 온 이러한 한의학적 원리에 어느 정도 부합되는 것으로, 최근 서양에서 들어와 유행하는 대체요법들이 있다. 예컨대 막스 거슨의 커피 관장요법이나 클락 박사의 간 청소 같은 디톡스 방법들이 그것이다.

이러한 요법들은 일시적인 유행을 떠나서 한의학적 원리에 부합하므로 실제로 많은 이들이 효과를 보기도 한다. 하지만 이러한 네거티브에 해당하는 요법들은 적지 않은 문제점도 함께 가지고 있음을 알아야 할 것이다. 질병을 고치는 방법은 크게 두 가지로 나뉘는데 인체에 무엇인가를 보태는 포지티브 요법과 인체에서 무엇인가를 덜어내는 네거티브 요법등 이다. 서양의 대체요법들은 하나같이 네거티브 요법에 의존하고 있다.

따라서 지속적이고 근원적인 치료 방법으로는 권장할 수 없다고 보며, 단지 상황에 따라 적절히 살펴보고 전문 의료인의 판단 아래 필요한 경우에만 행하는 것이 맞다고 생각한다.

클락 박사의 간 청소요법

인터넷을 통해 유명해진 간 청소요법은 미국의 인디언들 사이에 전해 내려오는 일종의 민간요법을 캐나다 출신의 훌다

레게 클락 박사가 현대에 맞추어 정립한 방법이다.

엡솜 염(황산마그네슘의 속칭으로, 영국 엡솜(Epsom) 광천에서 발견된 것에서 유래한 명칭이다)이라는 하제와 올리브유 등의 재료를 사용해서 간에서 생산되는 담즙을 잠시 막아놓았다가 마치 높은 수압으로 관을 청소하듯 담즙을 한꺼번에 흘러나오게 함으로써 담관 사이에 있는 콜레스테롤 등의 노폐물을 씻어내어 간 기능을 활성화한다는 이론이다.

이러한 방법은 담관을 청소하고, 그로 인해 간의 소통을 높이면서 간 기능을 활성화하는 작용을 바라는 것으로, 일반적으로 1박 2일 정도 걸리고 담도가 잘 열리게 하기 위해서는 누워서 조용히 있어야 하기 때문에 일반적인 활동은 거의 하지 못한다는 단점이 있다.

여기다 엡솜 염은 국내에서 일반인이 사용할 수 없는 염류 하제 의약품으로 분류되어, 과량 복용할 경우에 잘못하면 고(高) 마그네슘혈증으로 혈압저하, 오심, 구토, 근력저하 같은 부작용이 생길 수 있으니 조심해야 한다. 특히 신장 이상 환자의 경우에는 호흡 곤란이나 부정맥, 심장 박동 정지 같은 부작용이 생길 수 있으니 매우 주의해야 한다.

한의학에서는 황산마그네슘과 황산나트륨을 '망초(芒硝)'라 부르며, 열을 내리고 배변이 잘 되게 하는 약으로 쓰여 왔다. 하지만 망초는 사하제로써 배변이 막힌 경우에만 사용되던 치료약으로, 간 기능을 활성화하기 위해 지속적으로 사용하는 약은 아니었다.

시중에 유행하는 이러한 간 청소요법을 지속적으로 행하기에는 몇 가지 의문이 앞선다. 과연 담도에서 뿜어지는 담즙의 압력으로 인체 깊은 곳에 있는 노폐물까지 나올 수가 있겠느냐 하는 것이다.

또한 올리브나 황산마그네슘, 황산나트륨의 복용을 상당히 고통스럽게 여기는 사람들이 많아서, 끝까지 복용하지 못하며 설령 억지로 복용한다고 해도 구토 같은 부작용이 뒤따르는 경우가 많다.

여기다 실행 과정이 1박 2일로 다소 길어서 일상생활을 하며 행할 수 있는 방법이 아니기에 주말이나 따로 시간을 내야 하는 불편함도 있다. 약효에 대한 의문과 더불어 시간적 제약을 이겨내야 한다는 단점도 간 청소요법이 갖고 있는 한계라고 할 것이다.

막스 거슨의
커피 관장요법   거슨 요법을 창시한 막스 거슨은 1881년 독일에서 태어나 뮌헨대학병원 결핵전문과 부장을 거쳐 1933년에 미국으로 건너가 뉴욕에서 의사면허를 취득한 의료인이다.

거슨 요법은 독자적인 식이요법과 커피 관장을 두 축으로 하는데, 가장 큰 특징은 채소와 정제하지 않은 곡물, 감자류, 콩류를 중심으로 먹고 동물성 지방의 섭취를 삼가는 것이다.

거슨 요법의 한 가지 축인 커피 관장은 장을 세정해서 숙변을 내보내면 간장의 기능이 회복되고, 간장의 기능이 좋아지면 암 치료에 효과적일 것이라는 생각에서 시작되었다. 실제로 국내에서도 상당히 많은 암환자들이 이용하고 있는 방법이다.

간 청소요법과 함께 시중에 유행하는 막스 거슨의 커피 관장요법은 본래 독일이 전쟁 중에 진통제가 떨어지자 간호사들이 환자에게 커피를 주입하여 관장함으로써 통증을 경감시킨 일에서 비롯된 요법이다. 이 요법은 막스 거슨이 독일 괴팅겐대학에서 실험동물의 직장에 커피를 넣었더니 담관이 열리고 담즙 분출이 증가되었다는 보고서를 읽고 직접 실행했다고 알려져 있다.

커피 관장의 이론적 배경은 관장을 통해 커피를 직장에 흡수시키면 직장의 점막과 정맥을 거쳐 문맥을 통해 간으로 들어가서, 담도를 열어 노폐물을 배설시키고 담도를 자극하여 간과 담, 췌장을 활성화시킨다는 것이다.

'효소(엔자임) 건강법'으로 유명한 일본의 신야 히로미 박사가 실험을 통해서 2~3년 이상 커피 관장을 하는 경우에도 대장내시경 검사를 한 결과 장에 아무 이상이 없었다고 발표하여 국내에서도 상당히 많은 암환자들이 이용하고 있다.

하지만 과연 전문의의 지시에 따라 행하는 관장법이 아닌 민간에서 행하는 방법에 아무런 이상이 없을지는 의문이다. 실례로 2005년도 우리나라의 소화기내시경 학회지에 커피 관장에 의한 대장 손상 사례가 2건이나 올라와 있다.

또한 관장에 흔히 사용되는 카테터(내용액의 배출을 측정하기 위해 사용하는 고무·금속제의 관)에 의해서도 물리적인 손상이 발생할 수도 있는데, 안전성이 전혀 확립되지 않은 관장액이나 관장 자체의 압력, 또는 관장액의 농도에 의한 손상도 가능하다고 보고되어 있다.

커피 관장이라는 방법을 떠나서, 일반적으로 관장을 지속적으로 시행할 경우에는 항문 점막 등이 손상되어 염증이 발생될 수도 있으며 장의 운동기능이 약화되어 나중에는 관장 없이 변을 보기 힘들게 되는 경우도 흔하다. 그만큼 관장에 의존하는 배설은 부작용이 많은 것이다.

간 청소요법이나 커피 관장법이 간의 부하를 최대한도로 줄이자는 한의학적 원리에 어느 정도 들어맞는 면이 있음을 부인할 수 없지만, 배변을 시키고 담도를 열어주는 것만으로 몸속 깊은 곳의 독소와 노폐물, 간 내에 형성된 노폐물이 모두 빠져나오고 혈액을 깨끗이 하는데 근본적인 방법이 될 수 있을지는 다시 한 번 생각해 볼 문제라고 생각한다.

만약 커피 관장법이나 간 청소법으로 담도 깊숙한 곳에 있는 노폐물이 제거될 수 있다고 해도, 담즙 분비를 통한 담도의 노폐물을 제거하는 것만으로 간의 순환이 활발해지는 효과를 보기는 어렵다. 따라서 이런 방법들이 간을 정화시키고 혈액을 정화하여 청혈을 이룰 수 있을지에 대해서도 더 생각해봐야 한다.

그리고 무엇보다 한의학에서는 토법(吐法, 토하게 하여 치료하는 법)이나 하법(下法, 설사하게 하는 치료법)에 속하는 치료법은 지속적으로 행하는 방법이 아니라는 점을 주목해야 한다. 환자의 상황에 따라 일시적으로 토하게 하거나 설사를 하게 하여 치료하는 것이지 그것 자체로 해독하여 청혈을 이룬다는 이론은 말이 되지 않는다.

뿐만 아니라 한의학의 관점에서 보자면 간 청소나 관장법은 주로 실열(實熱) 등의 실증에 쓰는 것으로, 지속적으로 자주 행하게 될 경우 원기를 손상시킬 수도 있으니 주의해야 한다.

겉모습은 비대해서 건강하게 보일지 몰라도 혈관이나 내장은 허약하고 면역력이 바닥난 현대인들에게, 특히 오래 병을 앓아 이미 체력적으로 허약한 사람들에게는 이 같은 요법들을 매우 주의해서 행해야 할 것이다. 특히 임산부에게 이러한 방법들을 절대 사용하면 안 된다.

좋은 물과 나쁜 물,
좋은 기름과 나쁜 기름

현대인의 건강, 간 기능 회복이 시급하다

한의학과 연단에서 보는 '간 회복 방법'은 근본적으로 수화의 운행을 회복하는 것이라고 할 수 있다. 사하제를 통해 대장에 자극을 줌으로써 설사나 관장을 통해 배변시키는 게 아닌, 부드럽고 자연스러운 순환을 통해 인체 본연의 자정작용(自淨作用, 저절로 깨끗해지는 작용)으로 숙변을 빼내면서 노폐물을 배출시키는 것이다.

장을 깨끗이 해야 간이 맑아지는 것은 당연하지만, 그 방법이 인위적이고 자극적이면 지속적으로 사용할 수 없다. 따라서 간 안에 쌓여 있는 독소를 배설하기 위해서는 저절로 밀려나오게 하는 자연스러운 방식을 구사해야 한다.

그러기 위해서는 섬유질이 풍부한 음식물과 간 기능 회복을 돕는 음식물을 상식해야 하는데, 이는 우리가 흔히 알고 있는 '옛날 밥상'에서 찾아볼 수 있다. 특히 정월대보름에 먹는 무나물, 취나물, 깻잎나물, 숙주나물 같은 각종 산나물과 갖가지의 잡곡으로 만든 잡곡밥 밥상은 원활한 배변을 위해 가장 좋은 요건들을 갖추었다고 볼 수 있다.

잡곡과 나물에는 배변에 도움이 되는 섬유질이 많기도 하지만, 무엇보다 간 기능을 해독시키고 회복시키는 데 도움이 되는 약초나 다름없는 의식동원(醫食同原, 약과 음식은 원리가 같다)의 원리가 담겨 있기 때문이다.

옛날 밥상의 식단을 보자. 산속에서 자라난 목기(木氣)가 가득한 푸릇한 나물들을 씻고, 뜨거운 물에 데치고, 찌고, 햇볕과 응달에 말리고, 참기름이나 들기름으로 볶는 과정을 거친 끝에 밥상에 오른다. 이는 한의학과 연단에서 말하는 약초의 독성을 제거하고 소화 흡수율을 높이는 법제(약의 성질을 용도에 따라 알맞게 바꾸기 위해 가공 처리하는 일) 방법의 과정을 그대로 거쳐 식탁에 오르는 것이다.

여기서 우리가 절대로 간과하지 말아야 할 원리가 있는데, '좋은 물은 나쁜 물을 몰아내고, 좋은 기름은 나쁜 기름을 몰아낸다'는 것이다. 좋은 물을 많이 마시면 몸의 나쁜 물이 점차 희석되어 몸 밖으로 배출되고, 좋은 기름을 많이 먹으면 나쁜 기름은 좋은 기름에 녹아 점차 희석되며 빠져 나가게 된다는 것이다.

이는 연단의 이론 중 하나로, 간의 깊은 곳에 있는 노폐물이나 혈액 속의 나쁜 물과 나쁜 기름을 몰아내기 위해서는 좋은 물과 좋은 기름이 절대적으로 필요하다는 것을 말해준다.

간 청소나 커피 관장법 말고도 부항이나 단식 등 널리 알려진 네거티브 요법들의 문제점은 초기에는 효능이 있는 듯하지만 전문가의 지도 없이 억지로 빼내기만 해서는 노폐물이 어느 순간부터 제대로 빠지지 않는다는 것이다.

한의학에서도 어혈을 풀고 피를 보충할 수 있는 약들이 있지만, 그것들은 상황에 따른 치병에 사용되는 것이지 그것만으로 진정한 독소의 해독과 청혈을 이루기는 매우 힘들다.

근본적으로 청혈을 하기 위해서는 좋은 물과 좋은 기름으로 보(補)해주고, 수화의 기운이 잘 운행될 수 있도록 도와줘야 한다. 이럴 경우에만 깊은 곳에 있는 노폐물들이 저절로 밀려나오고, 피가 생명의 기운을 회복해 스스로 맑아지게 되는 것이다.

나중에 음식에 대해서 자세히 언급하겠지만, 우리나라의 전통음식은 세계에서 가장 뛰어난 먹거리 문화라 해도 과언이 아니다. 간단한 반찬 하나까지도 정성을 들여 만들며, 어느 것 하나 한의학과 연단의 원리가 담기지 않은 것이 없다.

하지만 오늘날 우리가 먹는 음식물들은 그렇지 못하다. 겉모양은 예전과 비슷하나 실상은 농약과 화학비료의 힘으로 생산된 곡물과 야채가 주류를 이루고 있으며, 화학조미료와 정제된 설탕과 소금, 제대로 발효되지 않은 공장식 장류 등이 판을 치고 있다.

따라서 질적인 면에서 예전과는 매우 달라서, 계속해서 나쁜 물과 나쁜 기름을 공급하는 격이 되고 있다. 현대인들의 몸은 그만큼 점점 더 밀려드는 독소에 버티기 어려운 지경에 놓이고 말았다는 뜻이다.

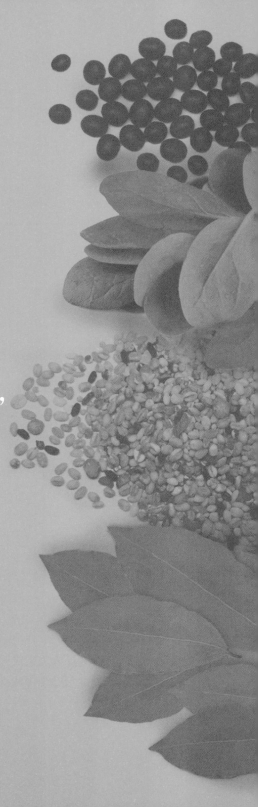

다시 태어나는
내 몸을 위하여,
정(精)

Part.2

다시 태어나는
내 몸을 위하여, 정(精)

사람이 죽는다는 것은 혼(魂)이 날아가고 백(魄)이 떨어져서
수(水)와 화(火)가 서로 헤쳐져 각각 자기 근본으로 돌아가는 것이다.
人之死也魂飛於天魄落於泉水火分散各歸本源

두 사람의 신(神)이 서로 합쳐져서 육체가 생기는데 육체보다 먼저 생기는 것
이 정(精)이다. 정은 몸의 근본이 된다. 또한 5곡(五穀)의 진액이 합쳐서 영양
분이 되는데, 속으로 뼛속에 스며들면 골수(骨髓)와 뇌수(腦髓)를 영양하고
아래로 내려가 음부로 흐르게 된다.
兩神相薄合而成形常先身生是謂精精者身之本也又曰五穀之津液和合而爲膏內
滲入于骨空補益髓腦而下流于陰股

_〈동의보감〉〈내경(內景)〉편 신형(身形) 중에서

1

더 이상 안심할 수 없는
우리의 식탁

온통 항생제 덩어리인 우리들의 식탁

'이소프로필알코올(isopropyl alcohol)'은 1920년대에 석유를 정제하다가 발견한 것으로, 분자구조를 약간 바꾸는 것만으로 간단하게 합성화합물질을 만들어 낼 수 있다.

그때 이후 이소프로필알코올이 함유된 합성수지, 합성세제, 농약, 의약품, 건축재, 비료, 식품첨가물 등이 속속 개발되었고 저렴하고 간편하다는 이유 때문에 우리의 생활 주변을 온통 채우며 오늘에 이르렀다.

더구나 1950년대 이후에는 석유화학이 급속도로 발전하며 전 세계의 대기와 물이 매연과 폐수 같은 공해의 위협을 받기 시작함으로써 그로 인한 폐해가 날이 갈수록 심각해지고 있는 실정이다.

그런데 이러한 산업화의 부산물로 인한 환경오염과 공해를 가장 쉽게, 가장 많이 접하는 부분이 바로 우리가 먹는 음식이다. 각종 곡물과 야채, 과일 같은 농작물들이 화학 합성물질로 만들어진 농약과 화학비료, 살충제로 자란다.

양계장의 닭은 또 어떤가. 몸을 움직일 수도 없는 작은 철창에 갇혀 24시간 백열등 아래서 화학 합성 호르몬제와 항생제로 버무려진 사료를 먹으며 알을 낳다가 죽는다. 소나 돼지도 마찬가지다. 공장처럼 지어진 대량 사육 시스템 안에서 호르몬과 항생제가 가득한 사료들을 먹으며 자라다 도축이 되어 우리네 식탁에 오른다.

미국의 '환경을 생각하는 과학자협회(UCS ; Unions of Concerned Scientists)'는 2001년 미국 항생제 생산량 중 약 70%가 가축에게 투여되고 있다는 사실을 발표했다. 이것은 인간에게 투여되는 항생제 양의 약 8배에 해당되는 것으로, 주로 사료에 포함되어 동물의 몸으로 들어가게 된다. 우리나라의 경우는 1996~2000년에 주요 사료 첨가용 항생제 판매량이 2~4배 늘었다고 한다.

주식으로 먹는 곡류와 채소류, 육류, 심지어 양식장에서 잡아온 물고기까지, 현대인들은 온통 항생제 덩어리라 해도 과언이 아닌 먹거리로 가득한 식탁에 둘러앉아 건강한 삶에 대해 이야기하고 있는 셈이다.

우리의 건강을 해치는 수많은 요인들이 바로 우리 주변에 널려 있고, 그럼에도 무신경하게 사용하고 있다니 이런 일이 비극이 아니고 무엇인가. 하지만 비극은 거기서 그치지 않는다.

우리가 먹고 마시는 물은 안전한가?

우리가 먹는 물은 소독을 위해 염소로 화학적 처리가 되는데, 그 과정에서 자연적으로 발생하는 트리할로메탄 같은 발암물질이 생성되고 있다. 현대인들은 성장할 때부터 화학 합성 독소로 가득한 식재료들과 화공약품으로 처리된 물에 의해 조리된 음식들, 화학적으로 정제된 소금과 설탕, 화학적 합성을 통해 만들어진 인공감미료와 조미료 등으로 몸을 채우고 있는 실정이다.

여기에 더해 외부에서 먹는 인스턴트 음식들이 현대인들의 건강을 위협하고 있다. 인스턴트 음식은 오직 맛에만 중점을 둠으로써 혈관을 굳게 만들 우려가 있는 것들이 대부분이다. 화학 처리한 식물성 경화유(硬化油, 버터나 마가린처럼 불포화 지방산 함량이 많은 액체유를 고체 유지로 변화시킨 것) 겉보기에 좋게 만들어 인체의 자기보호 본능을 무력화하는 인공색소, 오래 보관하기 위한 화학 방부제가 그렇다.

그뿐인가. 인스턴트 음식을 담는 플라스틱용기 자체에서 발생하는 스타이렌(styrene)이나 비스페놀A(bisphenol A) 같은 종류의 화학물질들이 더해져 복합적으로 체내에 독소를 증가시킨다.

그래서 일부에서는 되도록 유기농이나 농약이 투여되지 않은 먹거리를 주식으로 택해야 한다고 말한다. 여기에 무항생제 육류를 먹고, 소금과 설탕을 줄이거나 아예 먹지 않으며, 정수된 물과 천연조미료를 먹어야 한다고 말한다.

옳은 이야기임이 분명하지만, 과연 그것만으로 현대인의 건강을 위협하는 독소로부터 해방될 수 있을까? 그리고 그런 말들이 전부 올바른 주장일까? 화학물질과 공해로 인한 오염을 피하기 위해 유기농을 고집하는 것이 최선의 대안이 될 수 있을까?

무농약과 무항생제 음식을 통해 몸을 정화하고 독소의 위협으로부터 인체를 지킬 수 있다면, 공해가 없던 시절의 옛사람들은 왜 그토록 생물체에서 본래 자체적으로 생성되는 독소와 노폐물을 제거하기 위해 노력했을까? 또한 옛날 사람들이 인체가 생명 활동을 통해 발생시키는 자체 독소와 노폐물을 제거하기 위해 그렇게 노력을 기울인 이유는 무엇일까?

그들은 왜 오랜 세월 과학적인 증명 절차도 없는 상황에서 오직 사상과 추론만으로 발효를 연구하고, 식재료를 찌고 삶고 말리는 복잡한 과정을 거쳤을까? 그리고 때로는 태양과 달, 바람 같은 자연의 힘을 이용하면서 법제를 하는 방식으로 몸을 정화하는 음식 문화를 발전시켜 왔던 것일까?

이 모든 일을 다시 한 번 생각해볼 때가 되었다. 이미 공해에 찌들어버린 우리 몸은 오염이 덜된 식재료로 바꾸어주는 정도로는 정화되기가 힘들다. 거기다 독소의 유입은 먹거리만이 아니다. 숨 쉬는 공기도, 입는 옷도, 씻고 닦는 비누와 샴푸도 모조리 화공약품과 공해로 오염되어 있다고 해도 과언이 아니다.

고도 산업시대인 오늘날에는 많은 것을 바꾸어야 하지만, 그보다 먼저 우리를 활동하게 해주는 인체 내의 중요한 요소들부터 정화하고, 거기에 생명력이 넘치는 음식물을 보태야 한다.

그렇다면 그런 음식물들을 어디서 어떻게 구할 수 있을까? 빠르고 간편한 것만 추구하는 오늘날이지만 잠시 멈추어 보자. 그런 다음 느리지만 정성이 담겨 있고, 자연에 힘을 기대고 빌리며 기다릴 줄 알았던 옛사람들의 지혜를 돌아보자.

발효는 하늘의 불[火]을 의미한다

최근 들어 각광을 받고 있는 효소 건강법이나 오래전부터 건강에 좋다고 알려진 유산균 건강법, 또는 청국장 건강법 등은 모두 발효 과정에서 생성되는 것이다.

이런 발효법의 원조 격으로는 식초가 있는데, 식초의 역사는 거의 1만 년이 넘을 만큼 오래되었다. 식초는 본래 술이 초산 발효되면서 생성되는 것으로, 술의 역사는 그보다 훨씬 더 오래 전부터 시작되었음을 알 수 있다.

술은 원래 인간이 먹고 마시기 위한 것이 아니라 신께 예물로 바치기 위해 만들어진 것으로, 인류가 단지 마시기 위해 만들기 시작한 것은 그렇게 역사가 깊지 않다.

하늘에 제를 지내기 위해 만들어진 술에서, 발효의 의미는 연단에서 말하는 불[火]을 뜻한다. 옛사람들에게 숨을 쉰다는 것은 곧 생명을 뜻했는데, 생명의 움직임이 곧 불과 같은 의미였다. 이를 달리 말하면 불의 근원이 바로 신(神)으로, 연단에서 말하는 불이 곧 신을 뜻했던 것이다.

옛날 사람들은 과학적인 의미의 발효가 무엇인지 몰랐고 미생물이 무엇인지도 몰랐지만, 인위적으로 불을 가하지 않은 상태에서도 미생물의 발효에 의해 저절로 부글부글 끓어오르는 현상에 대해 무척 경이로움을 느꼈을 것이다.

그러면서 옛사람들은 발효가 이루어지고, 그 끝에 향기로우면서도 상큼한 생명의 향기를 내는 물질이 생성된다는 사실에 신(神)이 깃들어 있다고 여기며 그것을 하늘이 내려준 불이라고 여겼다.

유익한 균과 유해한 균이 각각 무엇인지 모르고, 그로 인한 발효와 부패가 무엇인지도 모르는 고대인들이 그들 나름대로의 깊고 통찰력 있는 철학적 사고를 바탕으로 하늘과 땅, 그리고 사람을 바라보며 음식에서 발효를 생각해냈다는 것은 가히 기적의 행위라고 할 수 있을 것이다.

고대인들은 유익한 균에 의한 발효는 생명이 생성되는 현상으로 보았고, 유해한 균에 의한 부패는 죽음이 이루어지는 현상으로 보면서, 그것을 주재하는 것은 하늘의 뜻이라고 보았다.

더 나아가 고대인들은 발효에는 눈에 보이지 않는 신이 깃들어 하늘에 감응하는 현상으로 생각했다. 그 전통은 지금도 이어지고 있어 예를 들어 제사를 지낼 때는 반드시 맑은 약주(청주)를 올리는가 하면, 한의학에서 술을 담그는 발효 미생물 배양체인 누룩을 '신국(神麴, 여섯 신과 비슷한 곡물로 빚은 누룩)'이라 부르기도 한다. 누룩에 이처럼 '귀신 신(神)'을 붙이는 이유는 천연의 불을 일으키기 때문으로 알려져 있다.

술과는 다른 발효법을 사용하는 간장, 된장 같은 발효음식을 담그던 풍습을 보면 장을 담그거나 천지신명께 고사를 지내는 날을 보통 음양오행에서 말[馬]을 뜻하는 오일(午日)로 정하는데, 이는 12지신 중에서 말은 오행 중 화(火)에 속하기 때문이다.

뿐만 아니라 장을 담글 때는 하늘에 제를 올릴 정도였고, 사람들이 방자하게 떠들면 안 되니 조용하고 경건해야 했다. 지금도 산사(山寺)의 장 담그는 곳에 가보면 조용히 해달라는 팻말을 흔히 볼 수 있다.

그뿐인가. 우리네 어머니들이 남편이나 자녀들의 평안을 바라며 정화수를 떠놓고 하늘에 치성을 드리며 감응을 원했던 곳도 장독대였다. 그런가 하면 예부터 '장맛이 변하면 집안에 우환이 생긴다'는 속설이 있는데, 옛사람들이 얼마나 발효식품을 중요하게 여겼는지를 알 수 있는 말이 아닐 수 없다.

장맛이 변했다는 것은 그 지역에 환경적 변화가 생겼다든지 계절이나 기온의 변화가 생겨 발효균들의 변화가 생기는 바람에 발효보다는 부패 쪽으로 진행이 많이 되었거나 제대로 발효가 이루어지지 못했다는 것을 뜻한다.

장이 제대로 발효되지 못하면 식생활에 문제가 생겨 효소 공급이 원활하지 못함은 물론, 부패균으로 인한 식중독이나 독소의 유입으로 병을 앓는 이들이 생길 수 있다. 음식 문화의 대부분을 세끼 밥상에서 찾던 시절에 이는 대단한 변고가 아닐 수 없으므로 집안의 우환에서 그칠 일이 아니다.

미생물을 전혀 모르던 옛사람들에게는 숨을 쉰다는 것이 생명의 작용으로 보였는데, 숨은 곧 불이자 불은 곧 신이었기에 자연히 스스로 숨을 쉬며 끓어오르는 발효를 중요시할 수밖에 없었다. 발효를 통해 생명의 물질이 발생된다고 생각했고, 여기에 신이 작용된다는 믿음을 갖고 있었던 것이다.

그런데 흥미로운 일은, 그들의 사고는 실제로 과학적으로 밝혀진 것과 크게 다르지 않다는 사실이다. 발효의 과정에는 인체의 생명력과 관련된 수많은 효소들이 형성되며, 부패의 과정에는 식중독을 일으키고 인체를 죽음으로 몰아갈 수도 있는 치명적인 곰팡이 독소들이 발생한다.

이렇듯 현대의 건강법으로 유행되고 있는 발효니 효소니 하는 것들은 이미 수천 년 이상 우리의 조상들이 생명을 되살리는 섭생법으로 널리 사용해 왔었다. 그러다 과학이 발전하면서 망각되거나 배척되다가 최근 들어서 오히려 외국에서 유행하면서 역수입이 되어 대단히 새로운 것인 양 재조명되고 있으니 참으로 아이러니가 아닐 수 없다.

다시 생각해봐야 할 무염 · 저염 건강법

발효에 대한 옛사람들의 생각을 다시 정리해보자. 고대인들은 발효의 과정은 하늘의 불과 신이 어리는 작용으로 생각했고, 천지간의 영기가 모여서 그 속에 생명의 물질이 저절로 생겨난다고 보았다. 이를 '무중생유(無中生有)'라 한다.

이러한 발효 과정 중에 막걸리나 약주 같은 술은 발효 중 생기는 알코올로 인해서 유해균을 제어할 수 있고 식초는 초산으로 인해 유해균을 제어할 수 있었지만, 우리네 식단에서 없어서는 안 되는 장류는 소금을 통해 유해한 균에 대한 방부 작용을 하고, 나아가 유익한 균이 지속적으로 활동하게 해주는 역할을 했다.

그런데 오늘날 언젠가부터 소금의 유해론이 급속도로 퍼져나가고 있다. 실제로 소금은 고혈압과 염증을 일으키는 주범으로 가장 기피해야 할 대상으로 치며, 특히 우리 국민은 세계보건기구(WHO)가 권장하는 양의 약 2.5~3배 정도를 먹고 있다고 한다. 암은 소금을 먹고 자란다는 얘기도 있어, 암환자들이 무염 식이요법을 하는 것은 당연하게 여겨질 정도다.

이렇듯 소금은 우리의 건강을 위협하는 적이 되었는데, 특히 모든 염증과 고혈압, 비만, 암 같은 질병의 원인으로 소금을 꼽으며 질병을 치료하기 위해서는 반드시 금해야 한다고들 한다.

하지만 여기서 문득 의문이 든다. 과연 소금의 유해론이 진실일까? 소금을 먹지 않으면 청정해질까? 결론적으로 말하자면, 이는 다시 한 번 생각해볼 문제라는 것이다.

옛날의 소금은 사람을 살리는 생명의 물질이었으며 몸을 청정하게 만드는 중요한 음식이었다. 실제로 우리는 소금물(양수)에서 태어났고, 혈액의 0.9%는 소금으로 이루어져 있다. 또한 우리의 위는 소금을 재료로 위산을 만들기 때문에 조금만 부족해도 위장 기능이 저하된다.

소금이 부족했던 옛날에 장사꾼들이 소금을 매점매석하면 숱한 백성들이 몸의 저항력이 약해져 피부병을 비롯한 각종 질병을 앓게 되기에 국가적으로 대대적인 단속을 했다.

무엇보다 서양에서 유래된 소금 권장량은 본래 우리나라와 식생활이 전혀 다른 그들의 입장에서 작성된 것으로, 서양인들은 곡류와 채소를 우리처럼 많이 먹지 않기에 염분의 낮은 섭취 제한이 반드시 필요하다.

우리나라처럼 어마어마한 양의 채소를 섭취하는 민족은 세계적으로 매우 드문데 채소를 많이 먹으면 그것을 소화시키기 위해, 또한 야채의 칼륨과 함께 배설되는 염분을 보충하기 위해, 보다 많은 염분을 필요로 하게 된다.

하지만 그 무엇보다도 외국과 달리 봐야 하는 이유가 한 가지 더 있다. 우리나라는 소금 자체로 직접 음식을 하는 문화가 아니라는 점이다. 우리는 소금을 이용해서 발효를 시켜 사용하는 된장, 고추장, 간장 같은 장류를 만들어 그것을 이용해서 요리하는 음식문화를 지금껏 이어오고 있다.

그 대표적인 것이 바로 김치다. 김치야말로 우리가 세계에 자랑하는 발효식품으로 최근 들어 세계 식품업계나 의학계, 심지어 일류 요리사들의 관심이 집중되고 있다. 이렇듯이 우리 식품의 특징을 연단의 이론으로 표현하자면 신의 불로써 정화(淨化)하는, 즉 발효를 통해 정화된 소금을 섭취했다고 할 수 있다.

우리는 고기를 구워도 소금과 향신료를 살짝 쳐서 고기 자체로만 먹는 일반적인 외국의 음식 문화와 상당한 차이가 있다. 우리는 일반적으로 고기에 야채와 양념을 더하여 먹는데, 이는 고기가 주식인 서양의 육식 문화와 곡류와 채소가 주류인 동양의 채식 문화의 차이뿐만 아니라 음식의 조리 과정에서 발효를 바라보는 시각 차이에서도 비롯되었다고 볼 수 있다.

우리가 오늘날 사용하는 소금은 양면성을 지니고 있기도 하다. 천연소금과는 달리 화학적으로 정제한 값싼 정제염의 경우는 고혈압이나 염증 같은 부작용을 낳게 되므로 사실 소금이라고 할 수 없다.

그렇기에 오늘날 이야기되는 소금의 문제들은, 세계보건기구가 권장하는 기준량보다 소금을 많이 먹어서 생기는 게 아니라 그것의 품질에서 기인한 문제들이라 봐야 한다.

하지만 이러한 당위성에도 불구하고 천연소금 역시 분명히 몇 가지 문제를 안고 있는 것은 부인할 수 없다. 옛사람들도 그걸 알고 있었기에 몇 년씩 묵혀서 간수를 뽑은 천일염을 사용했고, 그보다 더 정화하기 위해 간수가 빠진 소금을 항아리에 굽거나 대나무에 구워서 죽염으로 만들어 먹기도 했다.

천연소금도 독소를 제거해야 해가 없다

정제된 소금(나트륨염)은 혈압을 높이지만 천일염(마그네슘염)은 혈압을 내리는 역할을 한다는 보고가 있을 정도로 오늘날 천일염의 가치가 높게 평가되고 있다.

문제는 환경오염 탓에 천일염도 이제 더 이상은 옛날의 천일염이 아니라는 것이다. 천연소금을 만들어주는 바다는 이미 오염되었고, 태양과 함께 바닷물을 말려주는 바람은 미세먼지로 혼탁하다. 게다가 염전에까지 스며든 농약 문제가 심각하다. 심지어 함초를 없애기 위해 농약을 치는 염전도 있다는 이야기까지 있으니, 이런 상황에서 우리가 선택할 수 있는 최선의 소금은 무엇일지 궁금해진다.

우선 생각나는 것이 오래 묵은 천일염이나 토판염(갯벌 염전에서 전통적인 방법으로 생산하는 천일염)을 구해 장류로 발효해서 쓰거나 800도 이상의 고온에서 구운 소금을 구해 쓰는 방법이다. 다만 구운 소금은 가격이 천차만별이니 충분히 알아보고 사용하는 게 좋다.

한 가지 알아둘 점은 300~600도 사이에서 구운 소금은 굽는 과정에서 다이옥신 같은 독소가 발생하여 오히려 유해한 소금이 될 수 있다는 사실이다. 따라서 되도록 800도 이상 높은 온도에서 구운 소금을 선택해야 하는데, 이렇게 하면 소금이 흡착하고 있는 비소나 카드뮴, 수은 등을 완전 승화시키고 유해 독가스를 제거하게 되어 걱정하지 않아도 된다.

한의학이나 연단의 입장에서 구운 소금을 보면, 금석(쇠붙이와 돌)의 법제 과정에 '홍투'라는 게 있는데, 이는 '빨갛게 달군다'는 뜻으로 금석의 온도를 빨갛게 달궈질 때까지 높여서 비소 등의 유독 성분을 승화시키는 과정을 말한다. 소금 역시 미네랄이 포함된 금석이기 때문에 붉게 달구는 홍투의 과정을 거쳐야만 제대로 된 법제 공정을 거쳤다고 볼 수 있다. 그러니 되도록 고온에서 처리한 소금을 써야 한다는 뜻이다.

오래 묵어 간수가 빠진 천일염이나 토판염, 또는 제대로 구운 소금을 통해 간장이나 된장을 발효시켜 음식을 만든다면 다시 한 번 연단에서 말하는 하늘의 불로 정화하는 것이니 맛은 물론이고 우리 몸을 정화시키는 일에도 큰 도움이 될 것이다.

육식을 좋아한다면 반드시 소금 섭취를 줄여라

그런데 유감스럽게도 오늘날 우리네 보통사람들의 밥상에서 전통 장류, 발효식품, 잡곡밥, 산나물 같은 옛날 방식의 식단을 찾아보기 힘들다. 그 대신 들어선 것이 삼겹살, 소고기, 닭고기 같은 육식 위주의 식단에 인스턴트 식품류가 더해진 식탁이다.

그렇게 풍성해진 육류 섭취에는 당연히 세계보건기구의 권고대로 염분의 제한이 필수적인데도 소금은 소금대로 많이 먹고 있는 것이 우리나라 식생활의 현실이다.

이미 말했듯이 장류와 발효식품으로 섭취하게 되는 소금은 나물과 야채를 많이 먹는 우리의 특성상 반드시 필요한 일이지만. 이미 우리의 전통식단에서 벗어나 있는 육류 위주의 식단에서 나트륨을 지나치게 섭취하고 있음을 알아야 한다.

생체 활동에 필수 요소인 소금의 섭취는 무조건적인 배척보다는 먼저 소금이 화학적으로 정제된 것인지, 천연소금에서 간수를 제거한 것인지, 고온 처리를 한 것인지, 발효법으로 정화되어 사용되고 있는지 등 '소금의 질(質)'을 살펴야 한다.

2

정화(淨化)를 위한 요건,
'채워야 빠진다'

　환경오염 시대를 살아가기 위한 노력의 일환인지는 몰라도 요즘 각종 해독 요법들이 범람하고 있다. 앞서 말한 간 청소법과 커피 관장법을 비롯해서 소금 섭취를 제한해야 한다는 무염식, 저염식 식이요법도 있고, 동물성 지방질을 제외하고 현미밥과 야채로만 이루어진 일본식 식이요법 식단도 소개된다.

　그런가 하면 효소 해독법, 부항으로 발포를 시키거나 사혈을 하여 혈액을 정화시킨다는 혈액 정화요법 등 셀 수 없이 많은 건강정보들이 넘쳐나고 있다.

　그런데 이런 방법들은 실제로 효능을 보이는 경우도 있지만 일시적으로 효과를 나타내다 더 이상은 진행되지 않는 경우가 대부분이다. 특히 이런 요법들은 대개 빠른 시간 내에 매우 큰 효과를 볼 수 있다고 주장하는 경우가 많은데, 오랜 세월 지속적으로 오염되어 온 우리 몸이 단 며칠 사이에 깨끗이 정화될 리가 없지 않은가.

또한 무조건 배출시키기만 하는 네거티브 요법들을 지속적으로 행할 경우, 인체 깊은 곳에 쌓인 노폐물이 나온다는 주장과는 달리 원기에 손상을 입혀 장기적으로는 질병이 악화되거나 자연적인 해독 배설 능력이 떨어지게 됨으로써 한층 더 독소에 오염되고 면역력마저 약해지는 경우도 있다.

적절한 치료가 필요한 시점에서, 인체 깊은 곳에 있는 노폐물들을 배출하고 인체 내의 혈액을 맑게 하는 청혈을 이루기 위해서는 각종 장부의 균형과 수화(水火)의 조절, 질 좋은 생명력 넘치는 식단으로의 대체가 필요하다.

인체 내의 독소와 노폐물은 우리 몸의 한 축을 이루고 있기에 초기에는 어느 정도 네거티브 요법으로 빠져나오지만 나중에는 밀어내려고만 해서는 절대 나오지 않는다.

연단의 천단(天丹, 단전호흡이나 명상을 말함) 수행법 중에 몸과 내장의 노폐물과 독소 같은 탁한 기운을 배출하기 위해 향하는 토납법(吐納法)이라는 게 있다. 토납이란 낡은 것은 내보내고 새로운 것은 들인다는 '토고납신(吐故納新)'의 준말이다.

토납을 하기 위해서는 숨을 길게, 그리고 깊게 내쉬어 몸 안의 탁기를 배출시켜야 하는데 숨을 마냥 내쉬기만 해서는 더 이상 내쉴 수가 없게 되기 때문에 우선은 깊게 들이마셔야만 폐부 깊숙한 곳에 있는 탁한 공기를 몰아내 내뱉을 수 있게 된다.

이와 마찬가지로 단식과 절식, 무염식 등으로 체내 유입을 막는 한편으로 간 청소와 커피 관장 등으로 배출만 시켜서는 초기에는 몰라도 지속적으로 깊은 곳에 있는 노폐물까지는 배출해 낼 수가 없다.

좋은 발효식품과 오염되지 않은 잡곡이나 야채 등을 우리 조상들이 오랜 옛날부터 해오던 방식 그대로인 연단의 법제 방식으로 정화하여 섭취해야만 생명의 기운이 가득 차고 몸속 깊은 곳에 있는 노폐물들을 내보낼 수가 있는 것이다.

좋은 물은 나쁜 물을 밀어내고, 좋은 기름은 나쁜 기름을 밀어낸다고 했다. 독소로 오염된 몸이 정화되기 위해서는 영양과 질이 좋은 음식과 깨끗한 물의 음용이 반드시 필요하다. 특정한 부분에 편중된 건강요법이나 배설만을 목적으로 하는 요법들은 신체의 불균형에 영향을 미칠 뿐으로 오히려 해가 된다.

그래서 인체의 항상성을 유지시키는 것이 매우 중요한데, 이는 병을 이겨낼 힘과 노폐물과 독소들을 밀어내고 정화시킬 수 있는 기본 바탕이 있어야 하기 때문이다. 한의학에서는 이를 '원기(元氣)'라 부르는데, 이는 인체가 태어날 때부터 갖고 있는 근원적인 생명력을 말한다.

원기가 손상을 당하면 어떤 치료를 하더라도 효과를 볼 수 없으며 생명력이 약해져 더욱 병이 심화될 수 있으므로, 질병을 이겨내려면

각자의 상태에 따라 해독과 정화요법을 선행해야 한다.

초기에 빠른 정화를 위해 독소의 유입을 막는 방법을 택하는 것은 권장할 만한 사항이지만 인체가 버티기 힘들 정도로 오래 지속하여 인체가 깨끗이 정화될 수 있다고 믿는 것은 잘못된 생각임을 잊지 말아야 한다.

내 몸을 정화된 '정(精)'으로 채우자

한의학에서 말하는 '정(精)'은 생명을 이루는 몸의 근본적인 바탕으로, 이것은 몸의 근본이 되는 '선천지정(先天之精, 선천적으로 부모에게서 물려받은 정기)'과 몸의 활동을 하기 위해 필요해 공급되는 영양소인 '후천지정(後天之精)'으로 나눌 수 있다.

후천지정은 수곡지정(水穀之精)을 말하는데, 한마디로 먹고 마시는 음식물로부터 만들어진다는 뜻이다. 후천지정은 선천지정을 보조하여 우리가 활동하고 영위할 수 있도록 하는 역할을 한다. 즉, 우리가 먹고 마시는 음식물로 몸의 근본을 보호하고 활동을 영위하는 것이다.

우리가 화학적 합성물로 만든 약물이나 화학조미료, 정제된 소금이나 설탕 등으로 인체의 '정'을 채울 경우에는 후천지정의 부족 현상이 생겨 태어날 때부터 인체 내에 축적되어 있는 선천지정을 소모하게 될 수밖에 없게 된다. 그러면 몸의 근본을 갉아먹는 것은 물론이고 천연이 아닌 화학적 합성물이 지니고 있는 독소에 공격을 받을 수밖에 없게 된다.

　노벨 의학상 수상자인 록펠러 의학연구소의 알렉스 카렐 박사는 매우 흥미로운 실험을 했다. 병아리에서 채취한 심장 조직을 배양액에 담가 양분을 얻게 하고, 조직이 배출하는 노폐물은 배양액에 그대로 배설되게 하는 방법으로 조직을 죽지 않게 유지하는 방법을 알아본 실험이었다.

　매일 배양액이 바뀌는 가운데, 노폐물이 제거되고 새로운 양분이 주어지자 병아리의 심장 조직은 무려 29년 동안이나 살아 있었다. 어느 날 그의 조수가 오염된 배양액의 교환을 잊어버리는 실수를 저지르는 바람에 죽어버려 실험은 끝나고 말았는데, 만약 그런 실수 없이 계속되었더라면 심장 조직은 훨씬 더 오래 살아 있었을 것이다.

　이를 알 수 있는 사실은, 우리의 인체도 오염된 독소를 배출해내고 활동을 영위할 수 있는 질 좋은 영양분이 지속적으로 공급된다면 쉽게 늙거나 병들지 않고 건강하게 오래 살 수 있으리라는 희망을 품을 수 있다는 점이다.

　인체에 쌓여 있는 독소와 노폐물을 배출해내고 인체를 순수한 상태로 되돌리기 위해서는 독소에 오염되지 않은 참다운 '정'을 채워야 하고, 그 시작은 우리가 일상에서 먹고 마시는 음식들로부터 시작되어야 한다.

　옛날에 하늘의 별을 보고 천문을 살펴서 세상사를 가늠하고 농사를 지을 수 있었던 것은 우리가 아는 '시간과 공간'의 흐름이란 결국 천문의 운동으로써 그것이 곧 세상의 근원적인 힘이라고 보았기 때문이다.

옛사람들은 하루라는 시간은 지구가 한 차례 자전을 하는 것이며 한 달이라는 시간은 달의 운행이고 1년은 지구가 태양을 한 바퀴 도는 것이라고 이해했다. 이렇듯이 연단에서의 모든 원리는 하늘[天]과 땅[地] 그리고 인간[人]의 어우러짐이 근본이 된다.

모든 것은 하나의 큰 흐름 속에 어우러져 유기적으로 흘러가는 것으로, 옛사람들은 이러한 흐름의 근본에 하나의 근원적인 힘인 '숨[火, 神]'이 있다고 보았다.

연단에서는 인간은 물론이고 생물이나 무생물, 나아가 자연과 하늘과 땅이 모두 나름대로 호흡이 있어 숨을 쉰다고 보았다. 그런데 그 호흡이라는 것은 바로 불의 움직임을 말하고, 그것은 모두 하나로 귀결되어 신(神)을 뜻하는 것이 된다.

따라서 지단법은 이러한 연단의 원리를 음식이나 약재에 적용하여 인체를 순정(純精)하게 하고, 생명력을 높임으로써 하늘의 숨결에 가까워지고자 연구되어 온 학문이다.

법제란 무엇인가?

한의학이 병을 치료하기 위해 발전되어 왔다면, 연단의 지단법은 인체를 본래의 순수한 상태로 되돌리기 위한 방향으로 수천 년 전부터 연구되어 왔다. 그런데 언젠가부터 몸을 정화하고 청혈을 이루면 건강하게 오래 살 수 있다는 연단의 이론이 현대사회에서 한층 새롭게 조명을 받고 있다.

김치를 발효시키면 잔류 농약이 70~91%까지 감소한다는 사실이 실험을 통해 밝혀진 적이 있다. 지단법에서 가장 핵심이 되는 발효법이 독소를 정화하고 노폐물을 배출하며 해독까지 하는 기능을 가졌다는 것은 요즘에는 어느 정도 상식이 되었다.

지단법은 술과 장류, 김치에서 보는 바와 같이 '신을 어리게 하는, 하늘의 불로 정화하는' 발효법의 근간이 된다. 여기에다 몇 가지 응용 가능한 방법이 더 있는데, 그중 하나가 바로 물과 불의 교제를 이용한 '물 속의 불[水中之火]'이라는 것으로서, 한마디로 물이 끓을 때 돌고 도는 힘을 이용해서 정화하는 방법이다.

한의학과 지단법에서는 이렇게 약초나 음식의 독소 성분을 최소화시키거나 소멸시켜 소화흡수율을 높이는 방법을 오랫동안 권장해 왔는데, 이를 '법제'라 한다. 환경오염으로 인한 독소 외에도 야채나 육류, 어류들은 모두 생명 활동을 통해 얻는 자체적인 독소가 있는데, 이런 것들을 최대한 줄이고 생명력을 살려서 먹는 방법이 바로 연단의 법제법들이다.

그런데 이러한 지단법들은 전혀 생소한 게 아니라 우리네 일상생활에서, 우리의 선조들이 예전부터 널리 활용하고 있던 내용들이다.

쌀, 곡물, 채소의 법제 방법

쌀은 수천 년간 우리의 주식이었지만 최근 들어 백미의 위해성이 대두되면서 현미나 덜 깎아 낸 오분도미, 칠분도미 등이 유행하고 있다.

현미식은 우리나라와 마찬가지로 쌀이 주식인 일본에서 먼저 선풍적인 인기를 끌며 건너온 건강법이다. 그런데 현미에는 농약이 백미보다 더 많아서 문제가 있다는 설도 있으며, 현미의 농약 배출 능력이 백미보다 뛰어나기에 괜찮다는 설도 있다.

아무튼 밥을 맛있게 먹으려면 어떤 쌀을 선택하는 게 좋을까? 무엇보다 쌀의 생명력을 살려서 먹기 위해서는 연단의 법제 방법을 사용하는 것이 좋으며, 이것은 다른 곡류나 면류 등에도 사용할 수 있는 법제 방법이다.

우선 어떤 쌀이든 합성 화학물질의 독소를 최대한 피해 자연의 힘으로 자라난 무농약이나 유기농 종류가 좋다는 것은 더 말할 나위가 없다. 농약이나 화학비료의 문제점도 있지만 그런 것이 검출이 안 된다 해도 성장 과정에서 그런 물질에 의해 자라난 곡물이나 야채는 인체를 순정하게 만드는 생명력이 매우 적고, 과학적으로 밝혀내지 못하는 자체적인 독소를 많이 포함할 수 있기 때문이다.

도정이 많이 된 백미를 먹어야 하는 상황이라면 충분한 양의 잡곡을 함께 먹어야 하고, 백미가 아닌 현미나 덜 도정된 쌀이라고 해도 특정한 한 가지 종류의 쌀을 먹기보다는 다섯 가지 곡식이나 아홉 가지 곡식 등 되도록 많은 곡물이 고루 섞여 있는 밥을 먹는 것이 좋다.

이렇게 되면 여러 종류의 곡물들이 서로 보완적 역할을 하면서 고르게 영양을 공급할 수 있는데, 지단법에서는 이렇게 여러 종류의 곡물을 먹는다는 것 자체가 서로서로가 지닌 독소를 해독하는 작용을 한다고 보기 때문이다.

지단법에는 쌀의 독소를 제거해서 밥을 짓는 특별한 방법이 소개되고 있다. 이때의 법제 방법은 녹차를 우려내는 원리와 동일하다. 물을 끓이면 뜨거운 물은 위로 오르고, 차가운 물은 아래로 내려간다.

공기 역시 마찬가지여서 뜨거운 공기와 찬 공기의 순환이 대류현상을 일으키고 날씨와 기온의 변화를 일으키는 자연계의 흐름과 현상을 보이는데, 이를 연단에서는 지구가 숨을 쉬는 것이며 수화(水化)가 교제하는 현상으로 보고 있다.

녹차를 우릴 때 펄펄 끓는 뜨거운 물로 우리면 씁쓸한 맛이 강해지고, 은은한 온도의 물을 부어 우려내면 씁쌀한 가운데서 단맛이 돌게 된다. 뜨거운 물은 수화의 회전이 너무 빨라서 제대로 교합하지 못하게 되는데, 이렇게 되면 발산작용이 강해져서 독소뿐만 아니라 본래 갖고 있는 생명력까지도 방출되어 버린다.

지단법에서는 이처럼 강렬한 불로 끓이는 것을 '무화(武火)'라 하며 독소를 배출하는 데 사용하지만, 잘못하면 주화(走火, 너무 오랜 시간 불을 넣어 재료의 본래 생명의 기운까지 태우는 것)라 하여 자신의 기운까지도 잡아먹을 수 있으니 적절히 사용해야 한다.

반면에 은은하고 부드러운 불은 '문화(文火)', 혹은 '음화(陰火)'라 하여 생명의 목기(木氣)가 파생될 수 있는 감로를 합성하고 수화교합(水火交合)을 할 수 있는 상서로운 불[水中之火]을 만들 수 있는 것으로 보고 있다.

원리만 보면 다소 복잡하지만, 이 원리를 토대로 쌀을 법제하는 방법을 보면 의외로 간단하다는 걸 알 수 있다.

우선 쌀을 2~3회 씻은 후에 펄펄 끓는 뜨거운 물로 한 차례 씻어 준다(무화 사용). 너무 오랫동안 뜨거운 물에 담가놓으면 독소뿐만 아니라 쌀에 담긴 기운까지 모두 빠져나가서 죽 같은 밥이 되므로 쌀의 양과 종류를 판단해 시간을 적절히 조절하는 것이 좋다.

법제에 사용되는 물은 정수된 물이나 오염되지 않은 지하수를 사용하는 것이 좋으며, 되도록 수돗물은 사용하지 말아야 한다. 쌀이나 잡곡들을 뜨거운 물로 씻은 후에는 다시 찬물로 한두 차례 씻어서 일반적인 방법으로 밥을 하면 된다.

음화에 의한 감로의 방법은 일반적으로 밥을 하는 과정에 불을 좀 일찍 약하게 해서 뜸을 오랫동안 들이는 것이다. 이 방법을 잘못 사용하면 밥을 태울 수도 있으니 주의해야 한다. 이렇듯 무화로 정화를 시키고, 음화로 뜸을 오래 들일 경우에는 수화교합이 되어 훨씬 더 맛

있고 생명력이 높은 밥을 먹을 수 있다.

쌀의 독소를

제거하는 방법

1. 쌀을 2~3회 씻은 후에 펄펄 끓는 뜨거운 물로 한 차례 씻어준다. (백미는 30초~1분 정도, 도정이 덜 된 현미나 오분도미는 좀 더 오랜 시간 뜨거운 물로 씻는다. 과피가 단단한 잡곡류는 뜨거운 물로 한두 차례 씻은 후 다시 새로 받은 뜨거운 물에 몇 분간 담가둔다. 시간 가늠이 어려우면 뜨거운 물로 연속 2~3회 씻는다.)

2. 뜨거운 물로 씻은 쌀이나 잡곡을 다시 찬물로 한두 차례 씻어서 솥에 넣는다.

3. 정수된 물이나 오염되지 않은 지하수를 부어 센 불로 끓인다.

4. 불을 좀 일찍 약하게 줄이고 뜸을 오랫동안 들인다. (두께가 있는 옹기나 곱돌로 된 솥을 이용하면 불을 좀 일찍 끄고 솥 자체의 온도로 오래도록 뜸을 들이는 것도 괜찮다.)

현대에 와서는 압력솥이나 전기밥솥 등을 많이 사용하고 있어서 직접 불을 조절하며 밥을 짓는 경우가 드물다. 그리고 위의 방법이 번거롭거나 그렇게 할 만한 시간이 나지 않을 경우에는 무화에 의한 법제 방법만이라도 이용하길 바란다. 왜냐하면 쌀을 씻는 과정

중에 한 차례 뜨거운 물로 씻어주는 법제 방식만으로도 곡물에 있는 독소들이 상당히 정화되고 제거되어 곡물이 지닌 생명력을 온전히 흡수할 수 있기 때문이다.

밀가루의 독소 제거하기

칼국수, 국수, 라면의 법제 방법들 또한 다르지 않다. 자신이 가진 생명력까지 빨려나가는 주화가 되지 않도록 끓는 물에 살짝 씻어주면 되는데, 그 시간은 재료의 상황과 양에 따라 적절히 조화시키면 된다. 만일 위에서 이야기한 방법보다 좀 더 정화되고 생명력이 높은 밥을 하고 싶을 경우에는 다음의 과정을 거친다.

밀가루의
독소 제거 방법　　1. 정수기 물이나 오염되지 않은 지하수를 은은한 불로 밤 11시 30분 [子時]부터 24시간 달여 놓는다.
　　　　　　　　　　2. 그 물 중 일부를 따로 끓여 그 끓는 물에 쌀을 씻는다.
　　　　　　　　　　3. 법제한 쌀에 남은 물을 부어 밥을 짓는다.

지구가 한 차례 자전하는 시간 동안 물이 음화로 불과 합성하게 되는데, 이를 연단에서는 '물 속에 작지만 생명의 불이 어린다[자오묘유주천, 子吾卯酉周天]'고 여기는 것이다.

나물, 채소의 독소 제거하기

나물이나 채소를 끓는 물에 살짝 데치거나 찌는 방식 역시 곡류의 법제 방법과 원리가 다르지 않다.

나물이나 채소를 오래 삶거나 오래 찌면 풀이 되어 먹기도 나쁘고 영양의 질도 떨어진다. 그렇지만 끓는 물이나 끓는 소금물에 주화가 일어나지 않을 정도로 재료에 따라 적정한 시간 살짝 데치면 채소나 나물의 부피가 줄어들어 서양식 샐러드로 먹을 때보다 훨씬 많은 양을 섭취할 수 있다. 또한 발암물질을 일으키는 변위원소를 억제하거나 활성산소를 제거하는 플라보노이드나 카로티노이드 같은 물질이 몇 배로 증가됨은 과학적 실험으로도 증명이 되었다.

나물이나 채소의

독소 제거 방법   1. 채소를 흐르는 물에 헹군다.

                       2. 끓는 물이나 끓는 소금물에 살짝 데친다.

                     ※보통 채소의 색이 더 진해지거나 파릇해질 때까지가 좋다. 색이 황색으로 변하면 너무 오래 데친 것이다.

육류의 법제 방법

육류를 요즘처럼 자주 먹게 된 것은 그리 오래된 일이 아니다. 수천 년간 우리가 먹어 온 밥상에는 지금처럼 많은 양의 육류를 접하기 힘들었고 삼겹살 등 불에 직접 구워 먹는 방식은 더더욱 보기 힘든 조리법이었다. 고기는 주로 명절이나 어른의 생신날에 상에 올랐고 주로 국물이나 찌개에 넣거나 충분한 채소와 마늘, 양파, 장류로 숙성시키고 고기의 독성을 충분히 제거한 후에 찌거나 삶는 방식으로 조리되었지, 지금처럼 육류 자체를 불에 직접 구워서 먹는 경우는 매우 드물었다.

게다가 암환자를 오래 진료해 온 한의사들 중 일부는 가설이긴 하나, 사석에서 농담처럼 "우리가 고기를 먹어서 암에 걸린다", "암의 대부분은 고기를 많이 먹어 생긴다"고 얘기하는 걸 보면 다량의 육류 섭취가 우리 몸엔 반갑지 않은 일임에는 분명하다.

식생활이 완전히 뒤바뀐 지금은 육류의 섭취량을 줄이는 건강법이 유행하고 있지만 이미 육식 위주의 식생활에 익숙해진 우리가 식단을 예전처럼 바꾸기는 쉬운 일이 아니다. 게다가 동물성 단백질은 엄연히 인체에 필요한 필수영양소다. 우리 몸을 구성하고 있는 성분의 70~80%는 수분이고 수분을 제외하면 대부분 단백질로 이뤄져 있다. 단백질은 근육은 물론 머리카락, 손톱, 뼈, 호르몬 등을 구성하는 중요한 성분인 것이다.

그렇기에 사람은 양질의 단백질을 필요한 만큼 섭취해야 몸이 튼튼해지고 질병에 걸리지 않고 건강하게 살 수 있다. 인체가 필요로 하는 아미노산은 20여 종류인데, 이 중 체내에서 합성되지 않는 아미노산은 반드시 음식을 통해 섭취해야 하는 필수아미노산으로 규정하고 있다. 대부분의 동물성 단백질은 10개의 필수아미노산을 모두 갖고 있다.

옛사람들은 그러한 과학적인 데이터가 없었지만 경험을 통해 나이가 들수록 동물성 단백질이 필요하다는 것을 알고 있었다. '나이가 들고 노인이 되면 고기를 먹지 않으면 배가 부르지 않는다'는 말이 있듯, 노인들에게는 더더욱 양질의 단백질이 필요하다. 이러한 사실은 현재 전 세계 장수촌에 사는 노인들의 공통점 중의 하나가 채식이 아닌 '충분한 육류의 섭취'라는 사실에서도 확인된다.

내 몸을 위한 고기 선택하기

우선 어떤 고기를 선택해야 하는지부터 살펴보자.

고기를 선택할 때 가장 먼저 고려해야 할 점은 '그 고기를 제공한 가축이 태어나기 전부터 화학합성 항생제와 호르몬제를 투여받지는 않았는지, 화학적 합성사료를 먹으며 자라지는 않았는지'이다. 그렇게 태어나고 자라서 도축된 고기는 되도록 멀리해야 한다. 특히 몸의 독소가 과잉 상태에 이르러 암이나 아토피, 천식 등의 공해로 인한 질병을 앓고 있는 사람이라면 그러한 종류의 고기는 절대 먹지 말아야 하며 지병이 없는 일반인은 인체가 해독시킬 수 있는 소량만 섭취해야 한다.

한 가지 덧붙여 말하자면, 최근 국내에서 유행하는 닭가슴살을 이용한 고단백 저칼로리식이나 저탄수화물식은 이미 서양에서 한참 유행하다가 몸의 산성화 등으로 인한 각종 염증 질환과 암, 심혈관 질환, 통풍 등의 폐해가 밝혀지면서 사그라든 건강법이다. 그러한 식이요법은 본래 보디빌더들이 몸의 체지방을 최대한으로 없애고 근육의 선을 예쁘게 하기 위해 많이 활용했던 것이지, 해독과 건강을 위한 식단은 아니다. 그러니 유행하는 잘못된 건강법에 너무 현혹되지 않기를 바란다

고기의 독소 제거하기

고기를 조리할 때는 찬물에 담가 피를 충분히 빼주는 것부터 시작해야 한다. 고기 특유의 불순물과 비린내를 제거하기 위해 하는 방법인데, 씻어주고 세척하는 것은 정화를 위한 기본 과정이다. 이후에는 쌀과 곡류의 법제 방법과 동일하다. 먼저 정수기 물을 받아 끓이는데 부글부글 끓기 시작하면 고기를 넣고 삶아낸다. 삶는 시간은 고기의 크기와 양에 따라 다르다.

고기의
독소 제거 방법
    1. 잘 손질하여 씻은 생닭을 찬물에 여러 시간 우려 핏물과 불순물을 충분히 제거한다.
    2. 정수기 물이나 지하수를 냄비에 넉넉히 담아 끓인다.

3. 물이 부글부글 끓으면 생닭을 담가 계속 끓인다.

4. 물이 다시 끓어오르면 그때부터 대략 15~20분 정도 더 끓인 후 찬물(염소 소독을 하지 않은 정수기 물이나 지하수)로 씻어서 제독 과정을 마친다.

이렇게 제독 과정을 거친 닭고기는 마늘이나 수삼 등 자신의 입맛에 맞는 재료를 첨가한 후 가장 약한 불로 최대한 장시간 달이면 된다. 돼지고기 수육도 위와 같은 방법으로 법제한 후에 약한 불로 오래도록 삶아서 먹는 것이 좋다.

겨울철이 되면 보신용으로 꼬리곰탕·사골곰탕 등을 많이 먹는데, 이 경우는 충분한 시간 동안 핏물을 제거하고, 오랜 시간 동안 끓여야 한다. 찬물에 담가 핏물을 뺄 때는 2시간마다 물을 갈아주면서 8시간 이상 핏물과 불순물을 제거한다. 끓는 물에 삶을 때도 처음에 40분에서 1시간 정도 충분히 끓인 뒤에 물을 버리고 다시 끓여야 한다.

처음 끓인 물을 버리는 이유는 육류에서 좋은 성분이 조금이나마 나오겠지만, 그보다는 혈관을 굳게 하고 피를 탁하게 하는 나쁜 지방 성분과 노폐물이 잔뜩 들어 있기 때문이다. 곰탕의 경우 제대로 나쁜 독소를 제거하고 먹으면 근력을 강화시켜 주고, 추위를 덜 타게 하며, 든든한 느낌을 준다. 그러니 충분히 독소를 제거해야 한다.

법제 후 약한 불로 24시간 동안 달인 곰탕은 다시 차게 식혀서 굳어진 기름을 걷어 버리고 다시 끓인다. 그렇게 지방 성분을 거의 모두 제거한 뒤에 먹으면 되는데, 이때 파의 흰 부분(총백, 음식으로 쓸때는 연파랑 부분까지 써도 된다)을 넣고 일반 정제염이 아닌 고온에서 구운 소금으로 간을 해서 먹는다. 다른 국물들은 된장이나 간장같은 전통 장류로 간을 하는 경우가 많아 제대로 발효시킨 전통 장류로 간을 할 경우 큰 문제가 없지만, 삼계탕이나 곰탕 같은 종류의 국물들은 아무리 법제를 잘해도 정제염으로 간을 하는 경우가 많고 섭취하는 정제염의 양이 상당히 많아서 건강에 도움을 주기는커녕 해칠 우려가 있으므로 더욱 주의해야 한다.

구워 먹거나 양념구이해서 먹을 때도 고기의 불순물을 충분히 제거한 뒤에 채소와 과일, 충분히 발효시킨 전통 장류로 만든 천연 양념에 숙성시키고 뭉근히 찐다든지 강한 불로 잠시 구워 나쁜 기름기를 뽑아내고 다시 은은한 불로 구워 먹으면 좋다.

: : 곰탕 끓이기 : :

1. 고기를 찬물에 충분히 담가 핏물을 뺀다. 2시간마다 물을 갈아주면서 8시간 이상 핏물과 불순물을 제거한다.
2. 끓는 물에 삶는다. 처음에 40분에서 1시간 정도 충분히 끓인 뒤에 물을 버리고 다시 끓인다.
3. 다시 은은한 불로 24시간 동안 달인 뒤에 차게 식힌다.
4. 굳어진 기름을 걷어내 버리고 다시 끓인다.

5. 지방 성분이 어느 정도 제거되면 파의 흰 부분을 넣고 고온에서 구운 소금으로 간을 해서 먹는다.

: : 고기 굽기 : :

1. 고기의 불순물을 충분히 제거한다.
2. 고기를 채소와 과일, 충분히 발효시킨 전통 장류로 만든 천연 양념에 숙성시킨다.
3. 강한 불로 잠시 구워 나쁜 기름기를 뽑아낸 뒤에 다시 은은한 불로 구워 먹는다.

연단은 사실 특정한 방법이 아니라 불의 의미를 알고 이용하는 불의 조절 방식이라 할 수 있다. 강한 불에서는 나쁜 것과 좋은 것이 모두 나오고, 은은하고 조용한 불에서는 좋은 것이 합성된다는 것을 기본 원리로 삼는데 이러한 불의 조절법을 옛 연단가들은 '문무진퇴법(文武進退法)'이라고 불렀다.

사실 위에서 열거한 여러 가지 식재료들의 독소 제거 방법들은 우리의 어머니들이 오래 전부터 해오던 방식들이다. 우리의 장류나 김치 같은 발효식품들은 다른 나라에서는 왕이나 귀족들, 상류층 사람들만 즐길 수 있었던 음식이었다. 사실 우리나라의 음식은 대부분 만드는 데 들어가는 정성이 이루 말할 수 없다.

장류 하나만 봐도 콩을 찌고 삶고 짚으로 엮은 뒤 숙성시켜 메주를 만들고 소금물을 농도를 맞춰 옹기항아리에서 오랜 시간 자연발효 숙성을 시켜 간장과 된장을 만들어 낸다. 오래도록 숙성된 장으로, 산에서 캐와 씻고 해와 달의 힘으로 말리고 다시 법제해 찌고 삶아낸 나물을 버무려 생명력과 정성이 가득한 음식을 만들어 먹었다. 이러한 모습을 보고 옛날 중국인들은 우리나라를 신선이 사는 곳이라 생각했다. 그런데 정작 현대를 사는 우리나라 사람들은 연단의 이론을 대부분 잊어버린 상태다.

하지만 생활 속에 녹아든 조리법을 보면 지단법을 사용한 법제 방식들이 생활화되어 있고 누구나 쉽게 활용할 수 있게끔 발달되어 있다. 공해와 오염에 따른 급격한 생활의 변화와 공장식 장류와 인스턴트식품, 입에서 느껴지는 화학조미료 맛에 따른 식문화의 변질로 인해 무너져 가는 우리가 그래도 지금까지 버텨올 수 있었던 것은 어머니들이 정성을 들이고 오랜 시간에 걸쳐서 만들어 낸 전통음식이 인체를 정화시키고 독소를 소멸시켜 건강을 지켜주기 때문임을 잊어서는 안 된다.

생명의 물 (Visquebeatha)

동양의 연단법은 페르시아를 거쳐 서양으로 넘어가 그들의 전통사상과 결합되어 연금술이 되었는데, 서양인들은 연금술사를 '불의 사제'라 불렀고, 그들은 인체를 순수한 상태로 되돌릴 수 있는 '현자의 돌'을 만들기 위해 노력하였다.

서양에서 말하는 연금술은 우리가 알고 있는 금을 만드는 기술이라는 생각과 달리, "연금술이란 인간의 현존 상태에서 원래 인간이 만들어질 때 있었던, 신성한 상태로 인간의 영혼을 다시 소생시키는 철학이다"라고 정의하고 있다.

인간을 순수한 상태로 정화하기 위해서는 현자의 돌(엘릭서(Elixir), 마법사의 돌, 부드러운 돌이라고도 함)이란 것이 필요한데, 이는 동양의 연단에서 말하는 금액대단(金液大丹)을 말한다. 흔히 금단(金丹)이라고 하는데, 선천오행(先天五行) 중의 금(金)으로 실제 금이 아닌 비유적 표현이다. 어찌 되었든 이것을 만들기 위해서는 생명을 파생시킬 수 있는 생명의 물이 필요하다.

마치 아기가 태어나기 전 어머니의 양수 속에서 자라나는 것처럼, 부드러운 돌을 만들기 위해서는 생명의 물이 필요하다고 보았는데 동양의 연단가들은 이를 감로(甘露)라 하였고, 서양의 연금술사들은 이것을 아쿠아 바이티(Aqua-Vitae, 라틴어로 생명의 물)이라 하였다.

곡물을 발효하고 천연의 불로 신을 어리게 한 후에 무겁고 중탁한 부분은 가라앉히고 맑고 깨끗한 부분은 위로 오른다는 연단의 원리를 따라 맑은 부분을 걷어 낸 후, 이를 다시 증류하여 가장 맑고 깨끗한 생명의 물을 얻어내고자 노력하였다.

이렇게 제조된 생명의 물은 우스게베하(uisge-beatha)에서, 어스퀴보(usqueb-augh)로, 그리고 위스퀴보(whiskybae)가 되고 다시 점차 스코틀랜드 사투리로 바꾸어지며 후에 위스키(whiskey)란 이름으로 불리웠다. 초기의 위스키는 사람이 마시는 용도의 술이 아니라, 당시의 과학자이자 의사였던 연금술사들의 의료용 물품이었다.

상처를 치료하는 데 사용하거나, 여러 가지 약초나 보석을 유리병에 담고 위스키를 넣어 질병에 맞는 포션이나 외용제로 활용하기도 하였고, 무엇보다 인간을 순수한 상태로 되돌릴 수 있는 엘릭서(현자의 돌)를 만들 수 있다고 여겨진 가장 중요한 재료였다.

서양의 연금술은 이렇듯 연단에서도 지단법의 영향이 가장 컸는데, 본래 연단의 원리를 따라 3차 증류를 했던 위스키는 의료나 연금술사의 생명의 물이 아닌 사람이 즐기는 '술'로 변질되며 너무 독하여 2차 증류만 하여 오크통에서 숙성시켜 맛과 향이 그윽한 것으로 바뀌어 세상에 퍼지게 되었다.

하지만 현재에도 화학 쪽에서는 연금술사들의 원리처럼 3차 증류수를 여러 가지 용도로 사용하고 있다. 3차 증류를 할 경우 '박테리아까지도 없는 가장 순수한 물을 얻을 수 있어서'라고들 하는데, 박테리아나 미네랄이

뭔지도 모르던 연금술사들은 오직 자신들 만의 이론과 사상으로서 가장 순수한 생명의 물을 얻기 위해 3차 증류를 했던 것이다.

※ 동서양 3차 증류의 이론은 본래 생명력을 되돌리고 인체를 정화할 수 있는 천상의 감로를 얻기 위한 옛사람들의 방법으로, 동양에서는 하늘이 3개의 층으로 이루어져 있다고 생각하였다(三天). 무겁고 중탁한 부분을 버리고 재차 증류하는 3차 증류는 한마디로 가장 맑고 깨끗한 하늘에 어리는 이슬을 말하는 것이다.

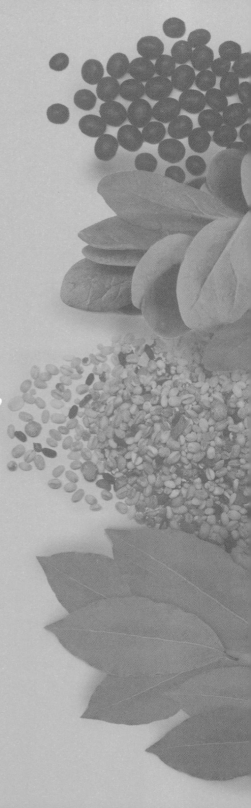

다시 태어나는
내 몸을 위하여,
기(氣)

Part.3

다시 태어나는
내 몸을 위하여, 기(氣)

사람이 처음 생겨나서 태(胎) 중에 있을 때에는
어머니를 통해서 호흡을 하다가 태어나서 탯줄을 끊으면
한 점의 신령스러운 기운이 배꼽 밑에 모인다.
무릇 사람에게는 오직 기(氣)가 제일 먼저이다.
기는 호흡에서부터 시작된다.
人受生之初在胞胎之內隨母呼吸及乎生下剪去臍帶則一點眞靈之氣聚于
臍下凡人唯氣最先莫先於呼吸

기에 처음 병이 생길 때는 그 원인이 매우 애매하다.
혹 칠정(七情 : 희노애락애오욕, 喜怒哀樂愛惡欲)으로 생기거나
육기(六氣 : 한서조습풍화, 寒暑燥濕風火)에 감촉되거나
음식 관계로 진액이 잘 돌아가지 못하여 맑은 기와 탁한 기가
서로 어울려서 기로부터 적(積)이 된다. 적에서 담(痰)이 생기고
기가 울체되어 혹 막히기도 하고 혹 아프기도 하다.
氣之初病其端甚微或因七情或感六氣或因飮食以致津液不行淸濁相干自
氣成積自積成痰氣爲之鬱或痞或痛
_《동의보감(東醫寶鑑)》 기(氣)

화학물질의 홍수 속,
숨쉬기가 힘들다

세계보건기구(WHO)는 공기오염에 의한 사망자 수가 해마다 최대 600만 명에 달하고, 그중 실내 공기오염에 의한 사망자는 280만명이라고 발표한 바 있다.

밖으로 나서면 자동차들이 내뿜는 매연과 공장들에서 뿜어낸 화학물질이 도심지 건물들에 쌓여 순환하지 못하고, 실내에 들어서면 시멘트와 콘크리트, 단열제, 방화재, 화학 처리된 가구들이 밀폐된 공간 안에서 실외보다 더욱 심각하게 우리의 숨을 위협하고 있다.

우리의 피부로 접촉하는 화학물질은 그보다 더 심각한 상황이지만, 이를 인지하고 있는 이들은 그리 많지 않다. 합성섬유로 된 옷은 피부를 통해 지속적으로 24시간 독소물질을 주입시키고, 피부의 땀 같은 체액과 가스로서 배출되려는 독소들을 다시 역으로 유입시키는 역할을 한다. 침구류 또한 마찬가지다. 잠을 자면서도 우리는 독소에 갇혀서 출구를 찾지 못하고 스스로를 오염시키며 살아가고 있다.

그 외 피부에 직접적으로 사용하는 합성인공향과 화학적 계면활성제로 만든 비누, 샴푸, 향수, 화장품, 옷을 세탁하는 합성세제들은 피부를 통해 지속적으로 다량의 독소를 주입한다. 그리고 샤워할 때 사용하는 수돗물 속의 소독약인 염소와 그로 인해 발생된 염소화학물들인 클로로포름(chloroform)이나 트리할로메탄(trihalomethane) 같은 류의 발암물질들이 우리에게 지속적으로 유입되고 있다.

샤워나 목욕 시 뜨거운 물일수록, 그리고 시간이 길어질수록, 욕실 내부에 공기 중으로 클로로포름 등 유독성 화학물질 발산량은 급증한다. 어떤 실험에서는 샤워를 10분 동안 하면 5분 동안 할 경우에 비해 클로로포름 발산량이 4배로 늘어난다고 밝히고 있다.

미국 환경청에서는 샤워나 목욕뿐만 아니라 설거지, 세탁 등을 하면서 매일 뜨거운 수돗물을 대해야 하는 가정주부들은 클로로포름의 체내 흡입량이 음료수를 통한 경우에 비해 여섯 배에서 백 배까지 더 높은 것으로 추정하고 있으며, 목욕을 할 때 피부나 호흡기를 통해 인체에 흡입되는 유해물질의 양은 물을 그냥 마실 때 흡입되는 양보다 3~4배 많은 것으로 나타났다. 소화기를 통해서 흡수되는 독소와 달리 호흡기를 통하여 흡수되거나 피부조직으로 직접 흡수되는 독소는 그 흡수율이 높아지므로 매우 위험하다.

한의학에서 보는 피부는 폐와 배합되기에(한의학에서는 '폐주피모, 肺主皮毛'라 하여 폐에서 피부와 털을 주관한다고 한다) 폐에 사기(邪氣, 나쁜 기운, 독소 등)가 있으면 피부가 아프다고 하였고, 실제 과학적으로도 호흡의 일정 부분을 피부에 맡기고 있다고 본다.

폐와 마찬가지로 피부도 호흡을 통하여 독소 가스와 노폐물을 직접 내뿜고 맑은 공기를 흡입해 혈액과 체내에 산소를 공급한다. 피부를 통해 배출된 노폐물이 분해되지 않고 다시 인체 내로 재흡수되는 상황은 마치 밀폐된 방에서 유독한 공기를 계속 흡입하고 있는 것과 다름없다.

거기다 피부가 원활한 호흡을 하지 못하도록 괴롭히는 것으로도 모자라, 진한 화장으로 얼굴의 모공을 막아 숨통을 조이기까지 한다. 파운데이션, 수분크림, 선크림 등이 지닌 각종 화학물질의 독소를 떠나서 그러한 화장품으로 피부의 숨구멍을 막아 호흡을 전혀 할수가 없도록 만들고 있는 것도 문제이다.

피부가 아무것도 안 한다고 생각하는 이들이 많은데, 우리가 생각하는 것과 달리 피부는 제 칠(七)의 장부라고 불릴 정도로 민감하고 하는 일도 많다. 피부는 체온을 조절하고, 수분과 전해질의 외부 유출을 막아주고 내부 장기에 이상이 생겼을 때 표시를 해주는 역할까지 한다. 그리고 몸의 전체 혈류량의 3분의 1이 피부로 흘러간다. 그렇기에 내부의 장기만큼이나 중요한 곳이며, 오염된 공기

다시 태어나는 내 몸을 위하여! 기(氣)

87

와 오염된 물에 고생을 많이 하고, 거기다 공해로 인한 오존층의 파괴로 태양에서 나오는 해로운 자외선까지 직접적으로 받고 있는 부위이기도 하다.

최근 웰빙이 유행하면서 먹거리에 신경들을 많이 쓰고 있는데, 먹거리와 달리 공기를 통한 독소의 유입은 중간 과정이 없어서 자체적으로 해독이 어려운 오염원에 속한다. 피부도 숨 쉬는 폐포와 마찬가지로 여과장치가 각질층과 상제균 등 몇 개밖에 없어 혈액으로 오염된 독소를 빠르고 온전히 전달하게 된다.

우리가 먹고 마시는 음식물로 인한 화학물질과 오염물질, 그리고 그러한 것들이 발생시키는 독소들은 위와 장 같은 소화기관과 해독의 장부인 간을 통해서 80~90% 이상은 무독화 된다. 끝도 없이 밀려오는 오염물질들도 간과 장기들은 독소가 한계 이상으로 축적되고 망가질 때까지 묵묵히 방어해 내므로 그 피해의 양상이 큰 것에 비해 속도는 느리게 나타난다.

하지만 호흡을 통해 폐로 직접 흡수되는 독소들은 폐포에서 모세혈관과 심장을 통해 전신의 혈액으로 돌게 된다. 그리고 피부로 흡수되는 독소들도 내부의 장기를 거치지 않고 직접적으로 혈액을 통해 유입되며 오염시키기에 상당히 위험한 독소의 흡수경로가 된다.

일례로 성인 남성의 경우 소주 한두 병을 마셔도 쉽게 필름이 끊기거나 크게 취하지 않는다. 그렇지만 소주 한 잔을 리트머스 시험

지로 찍어 혀로 먹을 경우, 한 잔을 다 먹기 전에 혈중알코올농도가 너무 높아져 대부분 기절하는 경우가 많다.

이는 소주 속의 알코올이 혀와 입안 점막을 통해 소화기관을 거치지 않고, 혈액을 타고 직접적으로 혈액 속에 유입되었기 때문이다. 호흡을 통해 유입되는 독소들도 그와 마찬가지다.

독소에 대항하기 위해 또 다른 독소를 주입하게 된다

어떤 면에서 보자면 암은 공해와 오염으로 간과 내장의 해독기능이 완전히 멈추어 버려 피가 썩어서 되는 것이다. 또한 독소가 쌓이기 시작하며 스트레스를 받은 세포와 인체의 면역체계가 이상반응을 일으켜 자기 자신을 공격하며 일어나는 현상이 알레르기라고 생각할 수 있다.

한마디로 공해와 독소에 세포가 돌연변이를 일으키거나 스트레스 반응으로 예민해져서 면역기능이 이상하게 발현하는 것이다.

항암제의 독성은 차치하고라도, 아토피, 천식, 류마티스, 루푸스 등의 자가면역성 질환에서 서양의학이 사용하는 제제로 '스테로이드'라는 것이 있다. 복용제나 주사제, 연고제 등의 제형으로 보급되며 장기간 사용 시 심할 경우 신장 이상이나 망막박리, 백내장, 녹내장, 골다공증, 대사기능 이상 등의 부작용을 일으키기도 한다.

화학합성으로 제조되는 스테로이드는 서양의학에서 면역성 질환의 치료뿐 아니라 항염증의 치료에 있어 강력한 효능을 지닌 거의 신적인 존재이다. 하지만 약에 대한 내성이 생기면 점차적으로 투약량을 늘려야 한다.

그리고 무엇보다 스테로이드는 체내의 호르몬계를 교란시키기에 장기간 사용할 경우 매우 신중을 기해야 한다. 또한 스테로이드 리바운드 현상이란 것이 있어서 사용을 갑자기 중단할 경우, 이로 인한 심각한 부작용과 증상 악화로 인해 환자들이 스테로이드에서 벗어나기 어려운 상태를 만든다.

그 외에도 장기 스테로이드 요법을 받은 환자들은 스테로이드의 영향으로 부신피질 저하증이 나타날 수 있는데, 이를 '의원성 쿠싱증후군(cushing's syndrome)'이라고 한다. 일부의 경우 단지 스테로이드제를 3~4주 이상 복용하는 것만으로도 뇌하수체-부신피질의 억제가 나타날 수 있기 때문에 매우 신중히 사용해야 한다.

아토피 환자의 경우도 스테로이드 연고를 장기간 사용하게 되면 피부가 얇아져 피부의 혈관이 보이게 된다. 이것은 스테로이드가 피부의 단백질인 콜라겐을 파괴하고 모세혈관을 수축시켰기 때문이다.

이러한 피부의 상태는 자체 보호기능이 떨어지고 결국 세균을 비롯한 독소와 유해물질이 쉽게 침투해 피부염의 증상을 악화시킬 수 있다.

인체가 해독할 수 없을 정도의 독소가 유입되어 발생하는 질병에 대하여, 그 치료의 방법으로 인체의 면역력을 억제하고 내분비 교란을 일으키는 또 다른 강력한 화학합성 약품을 사용한다는 것은 한의학의 관점에서는 매우 맞지 않는 일이다.

더구나 면역체계가 계속적으로 밀려오는 공해와 오염으로 인한 독소에 이상 신호를 보내고 있는데, 그것을 잠시동안 억제시키는 것이 과연 치료라고 볼 수 있을까? 이는 서양의학과 한의학의 범주를 떠나서 다시 생각해봐야 할 문제이다.

한 가지 견해를 밝히자면 인체가 독소에 균형을 잃고 이상 신호를 보내는 상황을 바꾸기 위해서 다른 무엇보다 생활환경의 개선이 먼저 이루어져야 한다고 본다.

실내 공기, 어떻게 정화해야 하나

숨을 쉬는 것은 생명의 기본 요건이다. 밥을 먹지 않아도 수십 일은 버틸 수 있고 물을 마시지 않아도 수일간 버틸 수 있다. 하지만 숨을 쉬지 않고는 단 몇 분도 살아남을 수 없다.

그렇기에 공해와 오염된 독소들의 해소를 위해 가장 먼저 선행되어야 할 요건은 숨을 쉬는 환경의 개선이다. 하지만 문제는 외부의 공기를 현재의 우리가 어찌 해볼 도리가 없다는 것이다.

황사나 미세먼지, 중금속이나, 아황산가스 등의 농도가 높을 때는 되도록 외출을 하지 말고 근신하며, 주말이나 점심시간 등 여유

시간에는 되도록 산이나 숲, 나무가 많은 쉼터를 자주 들러야 한다.

도심지는 콘크리트나 시멘트, 아스팔트 등으로 숨구멍이 막혀버려서 공기의 순환이 잘되지 않는다. 또한 흙을 통한 독소의 자연 해소 배출은커녕, 각종 환경호르몬과 공해물질을 뿜어내어 공기를 오염시키는 역할을 톡톡히 하고 있다.

사방이 꽉 막힌 도심지 생활을 하는 우리들은 이러한 가스화된 화학물질들로 인해 목감기나 알레르기성 비염 등, 365일 숨 쉬는데 답답함을 느끼고 사는 것이 일상화되었다.

그러니 여유가 있을 때는 되도록 자연의 흙을 밟고 맑은 공기를 심호흡하며 몸과 마음을 자연에 맡겨 독소를 배출하고 충분한 휴식을 주도록 해야 한다.

전체적인 공해를 벗어나려면 일단 자동차가 적고, 공기 오염이 덜한 시골로 가는 것이 좋겠지만 그것은 직장이나 자녀의 교육, 생활의 편리성 등으로 인해 쉬운 일이 아니다. 또한 옮긴다고 하더라도 현재의 오염원에서 완전히 벗어나기는 힘들다.

지금은 시골에서도 암이나 아토피, 천식 등, 공해와 독소의 유입으로 발생하는 질병들을 흔히 볼 수 있다. 그렇기에 스스로의 상황에 따라 최선을 다해보는 수밖에 없다.

다행히 외부와 달리 실내에서는 오염된 공기나 피부로 유입되는 독소를 어느 정도 노력을 통해 줄일 수 있다.

청소하고, 환기시키고, 침구류는 햇빛을 충분히!

집안 청소는 자신이 사는 공간을 정화하는 가장 기본적인 척도이다. 일반적인 경우라면 하루 1회 정도면 되지만, 공해와 독소로 인해 난치, 불치의 질병을 앓고 있다면 상황이 달라진다.

특히 건선이나 아토피 같은 피부병을 앓고 있을 경우에는 매일 아침저녁으로 되도록 자주 청소를 하는 것이 좋다.

피부의 각질층이나 비듬은 알레르기를 일으키는 진드기와 세균의 식량이 되어 번식하기 좋은 요건을 만들기 때문에 피부병 질환이 있을 경우에는 매일 여러 차례 오염원이 되는 미세먼지와 피부에서 떨어져나간 각질층을 쓸고 닦아야 한다.

최근에는 가정용 진공청소기에 연결하여 이불이나 침구류 등의 진드기나 비듬, 미세먼지 등을 빨아들이는 물품도 시중에서 판매되고 있으니 그런 것을 이용해서 되도록 자주 청소하도록 한다.

또한 진공청소기는 청소기의 먼지봉투나 필터 등을 자주 청소하지 않을 경우에 미세먼지를 공기 중으로 퍼트리는 경향이 있으니 청소를 할 때 창문 등을 열어 환기를 시키는 것은 필수이다.

콘크리트와 시멘트, 스틸 등으로 만들어진 집안은 순환과 환기가 저절로 이루어지는 상태가 아니기에 되도록 환기를 자주하여 묵은 공기를 바꾸어 주는 것이 좋다. 집안 환기의 경우, 저녁 늦게나 새벽에는 대기가 침체되어 오염물질이 정체되어 있으니 이때는 피해야 한다.

그리고 환기와 함께 햇볕이 유리창을 통하지 않고 직접 들어와 내부가 일광소독이 되도록 창을 다 열어놓는 시간을 많이 갖도록 해야 한다. 덧붙여 환자가 잠을 자는 방도 해가 잘 드는 방으로 해야 한다.

침구류는 자주 세탁을 해주어야 하고 잘 털어 해가 좋을 때 널어서 햇볕과 바람으로 몸에서 땀으로 배출되어 쌓여있는 독소물질들을 분해, 배출시키고 진드기와 세균을 살균 소독하기도 하며 그냥 널은 것보다는 태양의 기운을 받게 하여 이불 등을 보송보송하게 해주면 숙면을 취하는 데도 도움이 된다.

또한 가스레인지를 사용하는 주방은 조리시에 창문이나 후드를 사용하여 환기를 시켜주도록 한다. 이러한 작은 노력만으로도 집안의 공기는 많이 개선이 된다.

숯과 활성탄을 활용하기

오래 전 뉴스에서 실내 오염에 대한 내용을 본 적이 있는데, 서울에서 가장 공해가 심한 외부지역의 공해지수와 일반 아파트 실내의 공해지수를 비교해보는 것이었다.

자동차 매연이 가득한 도심지 거리가 가장 공해가 심할 것이라는 우리의 예상과는 달리, 아파트의 실내 공기 오염도가 가장 오염이 심한 도심지 거리에 비해 약 6~10배 정도인 극심한 수치로 나타났다.

지금의 아파트는 환기가 되지 않으며 철근 콘크리트와 시멘트로 이루어져 환경호르몬과 독소를 끊임없이 내뿜는다. 옛날의 황토집은 황토벽 자체가 미세한 구멍이 있어 통기와 함께 오염물질을 흡착하는 순환기능이 있었다.

그렇다고 옛날의 흙집, 황토집, 통나무집, 한옥집 등으로 돌아가기도 쉽지가 않다. 아파트 같은 현대식 건물의 편리성도 있지만, 예전과 달리 인구 밀도가 높은 도시에서 생활을 하는 이들이 그런 집을 짓고 살기란 불가능에 가깝기 때문이다.

그렇기에 우리가 사는 공간이 공해와 오염물질로 뒤덮이고, 새집증후군이라는 새로운 병명까지 만들어 낸 곳임을 먼저 인지하고 적극적으로 대처해야 한다.

이러한 대처법으로 공해를 정화시키는 방법 중의 하나가 숯이다. 숯이나 활성탄은 미세한 기공이 있어 공해물질을 흡착하는 효능이 있다. 실제 새집에 이사를 가거나 집안에 새로운 가구를 들여왔을 때, 충분한 양의 숯을 놓아두면 화학약품 냄새가 나지 않는다.

숯은 불(火)로 소성된 것이라, 불의 기운을 품고 있기에 독소를 분해하고 정화를 하는 힘이 매우 강력하다고 보고 있다.

하지만 예쁜 모양의 숯 몇 덩어리로 인테리어를 한다고 해서 실내 공기가 정화된다고 보면 안 된다. 일반 가정에 숯의 양은 최소 20~30kg 정도는 되어야 공기를 정화하는 효과를 볼 수 있다.

그러니 효율로 보자면 모양을 보고 구입하기 보다는 모양이 떨어지더라도 가격이 저렴한 숯을 많이 구하는 것이 좋다. 침대 밑이나 가구의 위, 의자 밑, 냉장고 위쪽 등 눈에 잘 띄지 않는 곳에 천연 면 포로 된 자루나 종이 박스 등에 넣어서 두고(종이 박스 뚜껑 위는 열어 놓고) 구석구석에서 숯의 흡착력이 발휘되어 실내의 공기를 정화하 도록 하면 좋다. 물론 모양이 괜찮은 것들은 관상용으로 실내에 장 식해 놓는 것도 괜찮다.

그리고 숯보다는 숯을 다시 한 번 처리해서 미세기공층을 늘린 활성탄이 효능이 더 높기에 활성탄을 쓰는 것이 좋긴 하지만, 역시 나 많은 양을 써야 하기에 인테리어나 가격대 등을 잘 판단하여 선 택해야 한다.

무엇보다 지속적인 실내 공기의 정화를 위해서는 관리가 필요하 므로, 숯이든 활성탄이든 한두 달에 한 번씩 물로 씻어서 햇볕에 잘 말려주어야 한다. 시간이 흐르면 미세먼지와 가스화되어 뿜어져 나 오는 화학물질들을 흡착하는 효능이 줄어드니, 씻어서 햇볕으로 바 짝 말리면 거의 반영구적으로 사용이 가능하다.

공기청정기 사용하기

집에서 발생하는 공해물질은 위에서 말한 숯으로 어느 정도 정화 가 되나 계속 유입되는 미세먼지의 양이 상당하기에 청소와 숯만으 로는 완전히 정화하기 어려운 경우가 있다.

그래서 좀 더 적극적으로 공기를 정화하고자 하면 공기를 빨아

들여 세균과 미세먼지를 흡착하고 신선한 공기를 되돌리는 공기청정기가 필요하다.

그런데 시중의 공기청정기는 가격대가 너무 비싸고 효능이 많이 과장되어 있다. 심지어는 오존을 발생시켜 실내 공기를 오염시키는 원인이 되는 제품도 적지 않다.

오존이 화학물질을 분해한다고 알려져 있으나, 실제 화학물질을 분해하는 양은 극히 일부에 지나지 않으며 오히려 분해되며 생성된 물질이 포름알데히드나 여러 가지의 휘발성 유기화학물질로 변하는 경우도 많다.

그러니 공기청정기를 선택할 때는 충분한 정보와 검토가 필요하다. 그리고 괜찮은 공기청정기를 설치했다고 하더라도 필터 관리가 철저하지 않으면 오히려 미세먼지와 곰팡이, 박테리아 및 유해물질을 발생시키는 오염원이 될 수 있음을 잊어서는 안 된다.

상황에 따라서는 자주 청소와 환기를 시키거나 더 많은 숯이나 활성탄을 집안에 구비하는 것이 도움이 될 수 있음을 잊지 말고 신중히 선택하도록 한다.

이러한 환경관련 물품은 비싸다고 좋은 것이 아니고 싸다고 나쁜 것도 아니다. 자신의 환경 상황에 맞추어 최적의 생활개선을 위한 방법을 하나하나 선택해야 한다.

개선되어야 할 부분은 과감히 개선하고, 효과가 의심이 되거나 확실치 않은 과장된 정보일 경우에는 금전적 시간적 낭비를 하지 말고 다른 방법으로 개선을 시도하는 것이 좋다.

인테리어는 친환경 제품으로

최근 새집증후군이나 환경호르몬 검출 등으로 건축자재의 독소로 인한 폐해가 세상에 알려지면서 친환경적인 건축자재가 인기를 끌고 있다. 더불어 대중화되며 가격도 점차 저렴해지고 있다.

시멘트나 콘크리트의 독소를 흡착하고 혈액순환을 촉진시키는 황토, 숯 등의 재료를 사용해 만든 온돌마루와 천연 벽지, 공기 정화는 물론이고 탈취와 곰팡이·유해세균을 방지하는 천연물이 함유된 유독성 화학물이 없는 친환경 페인트 등이 친환경적 자재의 대표적인 예이다. 하지만 선택을 할 때 광고 속 화려한 말들을 모두 믿어서는 안 된다. 공식적으로 시험 인증을 받았는지, 천연 재료는 얼마나 들어가 있는지 등을 잘 살핀 후에 선택을 한다.

실내 공기

정화하는 방법 • 청소하고, 환기시키고, 침구류는 햇빛을 충분히 쏘이기

• 숯과 활성탄을 활용하기 : 일반 가정집 기준 20~30kg
  이 필요함

• 공기청정기 사용하기 : 필터 관리 철저히 하기

• 인테리어는 친환경 제품으로 하기

수분으로 몸 정화하기

과학자들이 행성의 생명 생성요건으로 가장 먼저 따지는 것은 공기가 아닌 '물'이다. 물은 생명의 근원으로 모든 생명은 물에서 생기기 때문이다.

실제 연단법이나 연금술에서는 노법(露法 : 증류법)을 연구하고 위스키 같은 증류주를 생명의 물이라 하여 인체를 정화하고 생명을 회복시키기 위한 방편으로 사용하였다. 또한 인간의 수정체는 어머니의 양수에서 자라고, 우리의 몸은 80% 가까이 물로 이루어져 있다. 무엇보다 모든 생명체는 수분을 섭취하지 않으면 살아갈 수 없기에 물은 생명의 근본 물질이라 할 수 있다. 그러니 성인의 경우 적어도 하루에 1500~2000ml는 화학물질에 오염되지 않은 맑고 깨끗한 물을 마셔서 수분을 보충하는 것이 좋다.

좋은 물은 우리 몸의 체액에 흐름을 좋게 하며, 특히 혈액, 림프, 오줌의 흐름을 좋게 하여 노폐물이나 독소를 배출하고 장내세포나 효소의 활성화를 촉진한다.

몸을 바꾸는 첫걸음, 물

수분은 물로 섭취하는 것이 아주 중요하다. 커피나 탄산음료, 맥주와 같이 물이 아닌 음료수들은 당분, 카페인, 알코올 등의 첨가물로 인해 세포나 혈액으로부터 수분을 빼앗아 피를 끈적하게 한다.

좋은 물을 마시게 되면 아드레날린이 분비되어 에너지대사가 활발해지며 소비 열량도 늘어나고 중성지방을 지방산과 글리세롤로 분해해 축적되어 있던 지방을 연소하기 쉬운 형태로 바꾸게 되므로 체중조절에도 효과가 나타날 수 있다.(매일 500cc의 물을 3회 섭취하면 열량 소비가 약 30% 늘어난다고 하며, 물 섭취 후 약 30분 후에 열량의 연소율이 최고치에 달한다고 한다. 체온보다 낮은 20도 전후 온도의 물이 열량 소비량을 늘려서 다이어트 효과가 높지만, 겨울에는 냉수를 마시면 몸이 차가워지므로 따뜻한 물을 천천히 마시는 것이 좋다. 효소가 가장 활성화되는 것은 체온이 36~40도라고 하며, 이 범위 안에서는 체온이 0.5도 상승하면 면역력은 35% 높아진다고 한다.)

이렇듯 우리에게 좋은 역할을 하는 물이지만 물의 오염 또한 심각한 상황이다.

아무 곳에서나 땅을 파면 마실 수 있는 깨끗한 지하수가 나오고, 냇가에서 멱을 감고 물 떠먹던 시절은 이미 지나간 지 오래다. 지금 그랬다가는 배탈로 병원신세를 져야 할지도 모른다.

세상은 이미 오염되었고, 그 오염물질은 바람을 타고 하늘로 올라 비가 되어 빗물에 녹아서 내리기를 반복하며 우리가 청정하다고 여기는 깊은 산중의 토양과 샘물까지도 오염시키고 있는 실정이다.

앞에서 얘기했듯이 좋은 물은 나쁜 물을 정화시키고 몸 밖으로 밀어낸다. 인체는 좋은 물을 먹으면 나쁜 물은 밖으로 밀려나오게 되어 있다. 세상에 어떠한 명약도 매일 마시는 물의 정화력에는 미치지 못한다.

오염되었던 실내 공간을 독소를 최소한으로 유지시킬 수 있는 정화된 공간으로 바꾸었다면 다음은 우리의 몸을 바꾸어야 한다.

우리는 물이 흔하다고 쉽게 여기지만 몸을 근원적으로 바꾸어줄 수 있는 첫걸음이 바로 물이다.

좋은 물 먹고, 좋은 물로 씻기

그럼 어떤 물이 과연 좋은 물일까? 그것은 간단하다. 숨 쉬는 공기에서 말했듯, 옛사람들이 먹던 물이 어떤 것일까를 생각해보면 알게된다. 옛날 사람들이 먹던 물, 하수구 개천에서도 도롱뇽이 뛰어놀던 물, 옛날이라고 말했지만 사실 그리 오래되지도 않았다.

그것이 오래되었다면 이미 인류는 전부 멸망했을 확률이 높다. 바로 20~30년 전만 해도 지금보다는 훨씬 깨끗했고, 40~50년 전은 더욱 깨끗했을 것이다. 한 100년 전의 사람들은 지금의 상황을 이해못할 정도로 공기와 물이 엄청나게 좋았을 것이다.

옛사람들이 마시던 시원한 지하수는 맑은 기운을 받으며 청명한 하늘에서 떨어진 빗물이 해독성 가득한 자연의 흙 속으로 들어가 깨끗하게 걸러지며, 생성되었을 것이다. 몸에 좋은 미네랄과 감로(甘露)를 머금었을 것이고 사계절 내내 온도변화 없이 신선하게 흘러 언제든 떠먹을 수 있었다.

한마디로 약수라 불릴 만하지만, 지금의 물은 정말 명산대천의 약수라고 해도 하늘과 땅이 전부 오염되어 옛날 같은 물은 찾기 어렵다. 하늘이 오염되어 내리는 빗물 자체가 산성화된 오염물질 덩어리이고, 토양은 토양대로 산속 깊은 곳일지라도 빗물에 녹아나는 독성물질이 수십 년간 쌓여 넘치며 독소에 대한 해독력을 잃었다.

시골은 지하수를 개발한다고 여기저기 구멍을 내놔서 자연의 여과과정을 거치지 않고 관정한 구멍으로 급속도로 오염된 빗물이 지하수로 유입되고 있으며, 개천에서 흔히 보이던 도롱뇽은 산속 깊숙이 들어가도 구경하기 어렵게 되었다. 이렇게 오염된 물만 보더라도 어찌해볼 도리가 없는 상황이다.

옛사람들은 생각지도 못했을 것이다. 하늘과 땅에 순응하며 살아가던 그들이, 후손들의 어리석음 때문에 세상이 어떤 상황에 처했을지 상상이나 할 수 있겠는가.

그렇기에 현재를 사는 우리가 해야 할 일은 예전의 물 상태에 가깝게 갈 수 있는 방법이 무엇이 있을지 찾아야 한다.

정수기를 활용하되
필터 관리를 철저히   하늘 위로 자연 증류, 증발하여 올라 청정한 기운을 머금은 빗물이 땅으로 내리며 불순물이 걸러지고 인체에 필요한 미네랄을 함유하며 맑은 감로가 되던 상황은 만들기 어렵다. 하지만 인위적으로 오염되지 않은 물을 구하는 정수기를 사용하는 것은 가능하다.

정수기 필터를 잘 관리하면 인공 신장기에 사용하는 필터이니만큼, 인체가 수용할 수 없는 많은 불순물을 걸러낼 것이고, 카본(활성탄) 필터를 자주 관리해주면 옛날에는 못 미쳐도 꽤 정화된 맑은 미네랄을 구하는 것이 가능하다.

좋은 미네랄은 물속에 산소를 활성화시키며 또한 그로 인해 물 분자 클러스트가 작게 쪼개져서 살아있는 물을 만드는 게 가능해진다. 하지만 수돗물의 염소와 그로 인한 발암물질의 문제를 항시 간과해서는 안 되기에, 전처리 필터뿐 아니라 염소를 제거할 수 있는 카본 필터에 대한 철저한 관리와 되도록 업체의 교환주기를 믿지 말고 필터의 수명을 생각해 본래의 일정보다 자주 갈아주는 선행적 조치가 필요하다.

물을 바꾸어 피부를 통한
독소 유입을 막는다

독소 오염에 대한 대책으로 마시는 물을 바꾸고 음식으로의 물은 정수기 물로 바꿀 수 있지만, 몸을 씻는 물은 신경을 쓰지 못하고 간과하고 넘어가는 경우가 많다.

피부가 호흡과 혈행을 통해 노폐물 대사도 하고 숨을 쉰다는 점을 다시 잘 생각해봐야 한다. 오염된 독소를 아무리 주의하고 좋은 물, 좋은 음식을 먹고 좋은 공기로 숨을 쉬어도 오염된 물로 목욕을 하거나 샤워를 하면 모든 것이 부질없는 짓이 되고 마는 것이다. 피부에 접촉하는 물도 먹고 마시는 물만큼이나 중요한 관리 대상이 되어야 한다. 최근에 서양의학에서는 피부에 붙여 혈중 농도와 약효를 지속되게 만드는 패치식의 파스나 약품들이 늘어나고 있는데, 이러한 약품은 피부의 특성을 이용한 것이라 볼 수 있다.

몸을 씻는 비누나 샴푸는 인공향이나 합성 계면활성제로 된 것이 아닌 천연향과 천연 계면활성제가 포함된 것을 사용하거나, 합성이어도 피부흡수율이 낮은 식물성추출 합성 계면활성제가 배합된 것을 쓰는 것이 좋다.

그리고 씻는 물을 바꾸어 줄 연수기를 선택함에 있어서도 '물이 부드럽다, 온천수처럼 만든다' 등의 광고 문구에 현혹되기보다는 실제적인 염소와 중금속, 산성가스 제거 실험에 대한 기록이 있는지를 살펴보아야 한다.

물속의 염소를 비롯한 독소를 어느 정도 제거할 수 있는지, 제거하는 필터의 효율이 어느 정도의 가격으로 계속 유지할 수 있는지, 되도록 경제성까지 생각하여 구비하도록 한다.

또한 정수기나 공기청정기와 마찬가지로 연수기의 필터도 철저하게 관리하여 인체로 유입될 수 있는 독소의 양을 최소화시켜야 한다. 현재의 공해에 대한 가장 슬기로운 방안은 모든 방면에서의 독소 유입을 최소화하는 것이다.

: : 물을 통한 독소 유입을 막는 방법 : :

1. 정수기를 활용하되 필터 관리를 철저히 한다.

2. 몸을 씻는 비누나 샴푸는 천연 향과 천연 계면활성제가 포함된 것을 사용하거나, 합성이어도 피부 흡수율이 낮은 식물성 추출 합성 계면 활성제가 배합된 것을 사용한다.

3. 염소와 중금속, 산성가스 제거 실험에 대한 기록을 살펴 연수기를 현명하게 선택한다. 연수기의 필터 또한 철저하게 관리한다.

독소로 인한 피부의 이상 증세,
아토피

아토피는 독소 오염에 의한 공해병의 대표적인 질병이라 할 수 있다. 옛날에는 태열이라고 해서 아기가 어머니의 뱃속에 있을 때, 어머니가 열독을 일으킬 수 있는 특정한 음식을 먹거나 하여 혈액에 잠재된 열독에 의해 태아의 몸에 영향을 끼쳐 나타나는 것으로 한의학에서는 이를 다른 이름으로 태독(胎毒)이라고도 했다.

하지만 현대의 아토피와 태열은 다르다. 태어나면서 갖고 태어나는 비율도 높아졌지만, 태열과 달리 어른까지 다 커서 아토피가 시작되는 경우도 있다. 그리고 아토피뿐 아니라 독소의 축적으로 심화되는 건선 같은 피부염도 많아지고 있는 상황이다.

뱃속에서부터 우리 몸은 오염되어 왔다

소아 아토피가 많아지고 있는 이유로 추정되는 하나는, 옛날처럼 음식을 잘못 먹거나 하는 등의 이유로 나타난 가벼운 태독이 아닌 우리들이 자라난 생명의 물인 어머니의 양수가 오염되었기 때문이라고 보고 있다.

이미 양수가 중금속이나 각종 화학물질에 오염되었음은 과학적으로 밝혀진 상태이다. 우리의 아이들은 그런 양수 속에서 영양과 함께 독소를 축적하며 자라나고 태어나서도 다시 공해로 인한 독소에 노출된다.

일반적인 성인 아토피는 소아 아토피의 연장선상으로 볼 수 있다. 하지만 성인이 된 이후 처음 아토피를 앓게 되는 경우도 있기에 끝없는 독소 축적에 의해 우리 몸이 자정능력을 상실해 가고 있다고 여겨진다. 생활 전반에 걸쳐 모든 것이 오염되었으니 어찌 보면 당연한 일이기도 하다.

공해로 인한 독소가 왜 하필 피부로 발현되었을까? 아토피로 고생하는 사람들은 자신의 피부 탓만 하는 경우가 많다. 하지만 원인을 찾아 올바른 치료를 하자면 몸속에 태어나기 전부터 쌓인 독소와 태어난 이후 접하는 독소가 얼마나 많은지를 먼저 가늠해야 할 것이다.

실험에 의하면, 아토피 환자들의 모발과 땀을 분석한 결과 중금속 성분과 염소이온 수치가 상당했다는 보고가 있는데, 이런 결과로 미루어 우리의 몸에는 상당히 많은 독소가 축적되어 있다는 것을 짐작할 수 있다.

아토피 같이 독소가 축적되어 피부에 변화를 주는 모습은 자연상태의 생물들에서도 찾아볼 수 있다. 예를 들자면 무농약 유기농으로 키운 귤의 경우 과일 껍질(인간으로 보자면 피부)이 매우 신축성 있는 경향을 지니는데, 농약을 친 귤은 두텁고 퍼석하다.

이는 사람으로 따지자면 아토피 환자의 태선화(피부가 건조하고 딱딱해져 가죽처럼 두꺼워지는 현상) 현상과 비슷해서 마치 귤이 농약으로 인해 전신 아토피에 걸린 것처럼 느껴진다.

독소로 인한 피부의 질병은, 피부 자체의 독소를 배출하고 자정하는 기능이 사라지고 혈액이 혼탁하게 오염되었다고 볼 수 있다.

피부라는 곳은 전신의 기혈(氣血) 순환이 원활할 때는 색이 밝고 건강한 화색이 돌게 된다. 이러한 건강한 피부는 인체의 기혈순환에 따라 모공을 통해 몸속의 대사과정에 생긴 탄산가스나 노폐물 등 혈액 속의 사기(邪氣)를 땀과 함께 밖으로 배출하고, 청명한 정기(正氣)와 산소를 스스로 흡입하며 호흡을 한다.

한마디로 기혈의 순환이 활발해지고 체내의 해독기능이 원활해지면 피부에 아토피 같은 문제가 생기지 않는다.

내장과 혈액이 독소에 오염되고, 인체가 더 이상은 해독할 수 없어 기혈이 막히고 피부가 제대로 대사기능을 하지 못해 독소를 배출할 수 없는 상황에 도달했다는 인식하에 치료 방법을 고민하는 것이 아토피를 보는 바른 시각일 것이다.

단지 당장 눈에 보이는 증상의 억제로 치료방향을 설정하는 것은 잘못된 의학으로 가는 지름길이다.

생활 습관을 바꿔 피부를 숨 쉬게 하기

독소에 지친 피부가 다시 숨 쉬게 하기 위해서는 우선 운동이 필요하다. 현대인들은 자가용과 대중교통 등으로 인해 운동능력이 옛날에 비해 급격히 저하되어 있다.

그렇기에 운동으로써 이를 보완해야 하는데, 인체의 기혈의 순환을 잘 돕는 방법으로 유산소운동이 있다. 격렬한 운동보다는 가벼운 등산이나 산책이어야 하며 요가나 체조, 태극권, 도인법 등도 기혈의 순환에 도움이 될 수 있는 방법이다.

그리고 이러한 운동은 어쩌다 한 번 하는 것이 아닌 밥 먹고 잠자는 것처럼 생활화가 되어야 한다. 내장이 조화를 이루고 기혈의 순환이 원활해지면, 피부로 이루어지는 호흡이 활성화되어 독소와 노폐물의 배설이 잘 이루어지게 되는데, 이는 아토피 같은 피부염뿐아니라 현대의 난치, 불치라 불리는 오염된 독소로 인한 모든 질병들의 예방과 치료에도 큰 도움이 된다.

부족한 운동량을 매일 혹은 일주일에 며칠 정도 계획을 세워 어느 정도 행할 수 있게 된다면, 다음으로 생각해볼 것은 온갖 화학물질로 만든 옷이다. 그것이 피부를 감싸고 목욕할 때 이외에는 거의 하루 종일 온몸을 조이며 순환을 막고 있음을 깨달아야 한다.

합성섬유로 만든 옷으로 전신의 피부를 꽉 조이고 있으면 당연히 제대로 숨 쉴 수가 없다.

황사 때 어쩔 수 없이 코와 입을 마스크로 막고 다니면 얼마나 답답하고 불편한지 경험했을 것이다. 우리는 이미 모공이 막히고 피부의 호흡이 원활히 이루어지지 않는데 익숙해져 답답함을 잘 느끼지 못한다. 하지만 아이들의 경우에는 기혈의 순환이 원활하고 그로 인해 피부의 호흡이 잘 이루어지므로 꽉 끼는 옷을 굉장히 싫어하는 것을 볼 수 있다.

그러므로 순면과 삼베 같은 천연재질의 통풍이 잘되는 옷감으로 만들어진 의복을 입어야 한다. 또한 겉멋만 추구하여 너무 타이트하게 조이는 복장은 피해야 한다.

한가지 더 추가하자면 잠들 때만이라도 되도록 나체로 하여 피부가 호흡을 할 수 있게 해주는 것이 좋다. 물론 겨울에는 나체로 자다가 이불을 걷어차거나 하면 잘못 냉기가 들 수도 있으니 주의해야 한다. 겨울이라면 온돌바닥을 따뜻하게 하고 나체에 가까운 상태로, 천연섬유로 된 침구에서 잠을 자는 것이 좋다.

하지만 이것만으로 피부가 완전히 제 기능을 할 수 있을 거라고 생각해서는 안 된다. 독약을 10알에서 2~3알로 먹는 양을 줄였다고 해서 독약을 안 먹는 것은 아닌 것과 같은 이치다. 이미 우리의 삶과 환경은 총체적으로 독소의 유입 경로가 되고 있기에 어느 한두 가지 부분을 노력하고 고친다고 해서 원상태로 회복하기는 어려운 상황이다.

그렇기에 좀 더 적극적이고 능동적으로 피부가 숨을 쉴 수 있는 방법들(풍욕법, 냉수마찰, 건포마찰, 원적외선 사우나)을 생활화하도록 노력해야 한다.

우리의 피부는 태어나서부터 답답한 수십 년의 삶 속에서 독소의 배출은커녕 온갖 화학물질이 역으로 유입되어 약화될 대로 약화되어 있다. 그렇기에 피부가 옛사람들처럼 숨을 잘 쉴 수 있도록 하기 위해서는 단련이 필요하다.

이러한 노력이 모두 실행되어야만 피부가 다시 숨 쉬고 살아날 수 있는 기본적인 요건과 토대가 준비됐다고 볼 수 있다.

풍욕법 풍욕법(風浴法)이라고 하면 가장 많이 알려진 것이 일본의 니시건강법이다. 니시건강법은 여러 요법 중 하나로 국내에도 소개되어 한동안 유행했다. 프랑스의 의사인 로브리에 의해 창안되었다는 얘기도 있는데, 본래 풍욕법은 건포마찰이나 냉수마찰 등과 함께 옛날부터 있었던 피부의 단련방법 중에 하나이다.

예를 들어 우리나라의 토정 이지함 선생이 기행 중에도 기근과 전염병으로 고초를 겪는 백성들을 위해 옷을 벗었다 입었다 하는 풍욕법을 권장해 신체를 단련시켰다는 일화가 있다.

풍욕은 옷을 벗고 공기에 피부를 접촉시킴으로써 모공을 통하여 피부가 호흡하는 것을 적극적으로 돕는다. 풍욕을 하는 구체적인 방법은 니시건강법에 나오는 것이 따라 하기 쉽고 체계적인데, 우선 바람이 잘 통하도록 창문을 열어 놓거나 충분한 환기를 시킨 이후에 정해진 시간 동안 나체로 전신의 피부를 노출시켰다가 다시 정해진 시간 동안 이불이나 담요를 목까지 뒤집어쓰는 동작을 반복하면 된다. 속옷까지 모두 벗고 완전히 나체가 되어 온몸을 공기에 노출시키도록 해야 하며 이때 주의할 것은 뒤집어쓰는 담요나 이불은 약간 두꺼운 것이 좋지만 땀이 나지 않을 정도로 해야 한다.

풍욕법의 효과를 높이기 위해서는 공기가 맑은 시골이나 산중, 숲속에

풍욕 실행 시간표

횟수	문을 열고 나체로 있는 시간	문을 닫고 이불을 덮고 있는 시간
1	20초	1분
2	30초	1분
3	40초	1분
4	50초	1분
5	60초	1.5분
6	70초	1.5분
7	80초	1.5분
8	90초	2분
9	100초	2분
10	110초	2분
11	120초	옷을 입은 채 누워 있는다

서 하는 것이 가장 좋으며, 체조와 마사지 등을 병행하는 것을 권한다. 유의할 점은 환자의 경우 체력 상태에 따라 횟수와 시간을 조절해야 한다. 풍욕은 해 뜨기 전과 해가 진 후 불을 끄고 하는 것이 좋다고 하며, 나체 시간 중에는 햇볕을 쐬면 안 된다.

풍욕을 행할 경우 사람에 따라 열이 오르고 기침을 더 많이 하는 경우가 있다고 보고되고 있으니 반응이 너무 심하게 나타나면 풍욕을 일단 중지했다가 다시 시작해야 한다.

풍욕법은 피부의 대사작용을 높이고 인체의 저항력을 일으켜 피부가 숨을 잘 쉴 수 있도록 단련하는 방법이다.

냉수마찰,
건포마찰　　냉수마찰과 건포마찰은 예부터 많이 행해 오던 건강법으로, 기혈의 순환과 피부의 호흡을 잘 이루어지도록 단련하는 방법이다. 마른 수건으로 행하면 건포마찰이 되는 것이고 찬물에 적셔서 행하면 냉수마찰이 된다.

냉수마찰이나 건포마찰의 효과는 피부의 혈액순환과 호흡을 도와 요산 결정체, 카타르, 기타 몸속의 독소를 배출해 내고 자극하여 세포의 재생과 노폐물의 배설을 촉진한다.

건강한 사람이라면 피부를 통해 매일 700~800g의 노폐물을 배출해야 한다. 건포마찰은 특히 목욕을 자주 할 수 없는 환자에게 좋다고 한다. 건포로 사용되는 수건은 삼베나 면으로 된 천연의 것을 사용해야 한다.

: : 마찰을 할 때의 순서 : :

1. 먼저 발바닥을 문지르고 이어서 다리의 앞뒤를 문지르며 엉덩이까지 문지른다. 다른 쪽 다리도 같은 방법으로 문지른다.

2. 손가락을 문지르고 손바닥, 손등, 팔을 문지르면서 겨드랑이까지 문지른다. 다른 쪽 팔도 같은 방법으로 문지른다.

3. 어깨를 문지르고 등도 손이 닿는 데까지 문지른다.

4. 가슴을 문지를 때는 심장 쪽을 향해 마찰한다.

5. 목을 문지른다.

6. 배를 문지른다. 시계 반대 방향으로 문지른다. 요령은 피부가 따뜻해질 때까지 문지른다. 그러나 너무 지나치게 문질러서는 안 된다. 5분 이하면 충분하다. 주의할 점은 상처 난 곳이나 피부 질환이 있는 곳에는 문지르지 말아야 한다. 그리고 마찰이 끝나면 수건을 깨끗이 빨아 놓는다. 피부의 죽은 각질 세포는 세균과 진드기의 온상이 되기 때문이다.

중국의 지도자였던 덩샤오핑은 93세까지 장수했는데, 팔순이 넘는 나이에도 불구하고 매일 냉수마찰을 했다고 한다.

일반적으로는 여름에는 냉수마찰, 겨울에는 건포마찰을 권하며, 미열이 있거나 면역력이 떨어진 사람은 냉수마찰을 피한다. 피부가 예민한 사람은 강하게 문지를 경우 피부질환이 생길 수 있으니 주의해야 한다. 그러므로 피부에 상처가 났을 때는 하지 말아야 하며 감기가 들어 오한을 느낄 때도 금한다.

너무 세게 문지르지 말고 피부가 약간 홍조를 띠고 혈액의 순환이 잘 되는 정도로 하는 것이 좋다.

원적외선
사우나

사우나는 피로감, 초기 감기 등으로 고생할 때 목욕을 한 후 땀이 나게(發汗, 발한이라 하며 땀을 내게 하여 체온 조절이라든지 독소를 분비하게 한다)하여 독소와 피로물질을 뽑아내는 데 많이들 애용하고 있다. 최근에는 찜질방 같은 문화가 대중화되며 쉼터의 역할을 하고 있기도 하다.

이러한 사우나의 효과는 땀을 냄으로써 피부의 말초혈관의 혈액순환을 증가시키고 땀을 통해 인체의 독소와 노폐물의 배출을 돕는 데 있다. 문제는 사우나, 찜질방 등의 고온 발한법을 너무 자주하게 되면 피로회복과 혈액순환에는 도움이 되지만 피부의 온도를 높이면서 피부가 건조해지게 된다. 또 이로 인해 가려움증을 유발할 뿐만 아니라 피부가 거칠어져 주름이 생기는 등 피부노화 현상이 일어나기도 한다. 뿐만 아니라 환기가 되지 않는 밀폐된 공간 안에서 여러 사람이 고온으로 체온을 올리고 노폐물을 발생시키면 자기 자신과 다른 사람들이 뿜어낸 독소의 역유입도 이루어질 수 있다. 그리고 무엇보다 고온의 환경에서는 혈액순환을 통한 약간의 효율을 기대할 뿐이고 고혈압이나 심장병환자는 오히려 문제를 일으킬 수도 있다.

사실 체내 깊숙이 잠재되어 있는 독소배출을 위해서는 장시간의 지속적인 사우나가 필요한데, 고온에서는 참기 힘들고 불가능하다.

이러한 점에서 피부를 통한 독소의 원활한 배출을 위해서는 원적외선을 이용한 저온사우나가 좋다고 할 수 있다. 원적외선의 생체에 대한 효과는 가온효과, 혈행촉진, 대사기능항진, 발한촉진, 진통효과 및 그 밖의 몇 가지 생리활성에 관한 연구가 보고되어 있다.

저온사우나의 원적외선 파장은 심달효과로 피부 겉면이 아닌 피내로 침투하여 혈행을 도우므로 일반적인 열에 의한 독소배출보다 깊은 곳의 독소를 배출해낼 수 있다. 그러나 알아둘 것은 원적외선의 특성은 37~43도에서 가장 많은 발생량을 보이고 있는데 대부분의 저온 원적외선 사우나는 그 정도 온도에서는 에너지 발생량이 부족해 땀을 내지 못한다는 점이다. 그래서 보통 저온 사우나라고 하여도 50도 이상의 온도로 유지하는 경우가 대부분이기에 제대로 된 심달효과를 받기는 어렵다.

원적외선 사우나에서 원적외선을 발생시키는 재료의 입자가 큰 것이나 아주 작은 것이나 비슷한 에너지량을 발생시키기에, 저온 사우나에서 땀을 잘 내기 위해서는 숯이나 황토, 토르마린 등, 인체에 친화적인 파장이 나오는 여러 가지의 원적외선 세라믹 중에서 큰 덩어리 모양이 아닌 에너지량이 높도록 입자를 아주 극미세하게 분쇄한 것으로 꾸며진 찜질방이나 사우나를 이용하는 것이 좋다.

만약, 여유가 있다면 집안에 방안을 그렇게 꾸며 원적외선 사우나실로 이용하는 것도 괜찮은 방법이다. 요즘은 전자파가 거의 나오지 않는 면상발열체 제품들이 많이 있어 시공이 어렵지 않다.

작은 방 하나의 벽과 바닥을 면상발열체로 시공하고 시중에서 구할 수 있는 가장 극미세하게 분말한 숯이나 황토 등을 구해 친환경 도배 풀로 도배하듯 바르거나 전문가의 조언을 구해 친환경 본드 등을 사용해 시공하면 좋을 것이다.

또한 사우나나 찜질방과 다르게 환기를 자주하거나 고체산소 등을 비치하는 방법으로 밀폐된 공간에서의 산소 부족현상과 몸이 뿜어낸 가스류 독소의 역유입 현상을 개선할 수 있을 것이다.

주의할 것은 만약 43도 이하의 저온 사우나를 만들게 되면 환기와 청소에 각별히 신경써야 한다. 그 온도는 원적외선이 가장 많이 발생하는 온도이면서 또한, 세균이나 곰팡이가 가장 증식하기 쉬운 온도이기도 하다.

사우나방 내부는 항상 청결하도록 하며 저온에서 원적외선의 심달효과로 인한 독소배출을 하기 위해서는 되도록 장시간 이용하는 것이 좋다.

그리고 독소가 흡착되어 황토와 숯 등의 원적외선 물질의 효력이 떨어지지 않도록 6개월에서 1년에 한 번씩은 원적외선 재료를 벽과 바닥에 다시 발라주는 것이 좋다.

3

물과 불의 힘으로
공진단을 대신한다

한의학에 공진단(拱辰丹)이라는 보약이 있다. 가끔 드라마에도 등장할 정도로 유명해진 공진단은 중국 원나라 시절의 의가(醫家)인 위역림의 '세의득효방(世醫得效方)'에 나오는 처방으로, 중국의 황제들에게 진상된 진귀한 약으로 알려져 있고, 그래서 세간에서는 '황제의 보약'으로 많이 불린다.

공진(拱辰)은 《논어》의 위정편에 나오는 '비여북신, 거기소이중성공지(譬如北辰, 居其所而衆星共之 : 북극성이 제자리에 머물러 있으면 뭇별들이 그에게로 향하는 것과 같다)'라는 글이 그 출처다.

《동의보감》에서는 공진단에 대해 이렇게 설명한다.

'천원(天元)의 일기(一氣)를 굳세게 하여 수승(水昇), 화강(火降)이

잘되도록 하여주면 오장이 스스로 화(化)하고 백병이 나지 않으니 이런 경우에 이 처방이 주치(主治)한다.'

'남자가 장성해서도 양기가 약하다면 이것은 타고 나기를 약하게 타고 난 것이지 허해져서 그런 것이 아니다. 이럴 때 함부로 양기만을 도와주는 조하고 삽한 약을 쓰면 안 된다. 자익(滋益)하는 약을 써야 하는데 그런 약도 여러 가지가 많지만 약력이 약해서 효과를 보기가 어렵다. 오로지 내가 타고 나서 가지고 있는 기운이라도 단단히 지키고 몸의 기운을 원활히 돌아가게 하면 오장이 조화를 이루고 백병이 생기지 않게 되는데 공진단이 유효하다'라고 하였다.

《방약합편(方藥合編)》에서는 공진단을 한마디로 '선천적으로 허약한 사람을 보호한다. 천원일기를 보하면 수승화강이 되어 백병이 생기지 않는다'라고 표현했다.

이렇듯 공진단은 일반적인 보약들과는 달리 인체의 수화가 잘 오르내리게 하여 생명의 근원이 되는 원기(元氣)를 보호하여 병을 이겨내는 처방으로, 보약 중의 보약으로 알려져 있다.

공진단의 추구함이 연단법에 가까운 한약이며, 수화의 교류를 목적으로 수승화강하여 신체를 보하는 상당히 좋은 처방이다. 그러나 선천의 힘을 돕기 위해 녹용이나 사향 등의 고가 약재를 사용하므로 일반적으로 사용하기에는 크게 부담스러운 보약이기도 하다.

하지만 공진단 처방이 추구하는 수승화강은 약으로만 이루어지는 것이 아니다.

그것은 물과 불을 이용해서도 충분히 이루어낼 수 있다.

수승화강으로 원기를 굳건히 보호하라

먼저 수승화강이란, 한마디로 말해서 순환을 뜻하는 것이다. 대기의 뜨거운 공기는 하늘로 오르고 차가운 공기는 내려가며 순환하는 대류현상을 일으킨다. 지구가 자전과 공전을 하고 빗물은 냇물이 되고 냇물은 강물이 되고 강물은 바다가 되어 증발하여 다시 빗물이 되고 냇물이 된다. 연단에서는 하늘[天]과 땅[地], 그리고 인간[人]을 이루는 세상 모든 생명의 근원이 돌고 도는 데서 존재한다고 여긴다.

수기(水氣)는 내리려고 하고 화기(火氣)는 오르려만 하니, 둘이 만나지 못하면 생명을 이룰 수 없다.

인체에서 수화가 위아래로 갈리어 서로 만나지 못하면 머리는 뜨겁고 손발과 아랫배는 찬데, 이를 생명이 소실되고 있는 현상으로 본다.

하지만 수기가 오르고 화기가 내려 수승화강하여 서로 교합할 수 있게 되면, 이러한 수화의 교합을 통해 생명의 목기(木氣)를 생성시킬 수 있게 된다고 보았다.

수화가 교합하여 목기를 이루면 이를 생명의 씨앗, 진종(眞種, 산천의 木)이라 하여, 밥을 먹고 약을 먹는 것만으로는 채울 수 없는 근원적 에너지, 세월과 함께 소진될 수밖에 없는 생명의 근원적 에너지인 원기를 도울 수 있다는 것이 옛 연단가들의 사상이다.

물론 수승화강을 유도하는 것만으로는 수화교합이 이루어지기 어렵고, 진종을 생성시킬 수도 없으나, 수승화강은 원기를 보호하고 생명력의 소진을 막는 것에는 매우 큰 도움이 된다.

수승화강을 유도한다는 것은 원기를 보충한다기 보다는 원기가 더 이상 새지 않도록 굳건히 보호한다는 의미가 강한데, 동의보감에서 공진단을 '내가 타고 나서 가지고 있는 기운이라도 단단히 지키고'라고 표현한 것에서도 알 수 있다.

불을 이용한 수승화강법, 온돌 & 저온의 원적외선 사우나

우선 불을 이용한 수승화강법은 옛 선조들이 만든 가장 과학적인 난방시설인 온돌을 들 수 있다. 온돌방에서 뜨끈한 군불 떼고 허리를 지지고 아랫목에 앉아있는 것이 수승화강을 유도하는 방법이다.

옛날에는 감기 등에 걸리면 뜨끈한 아랫목에 이불을 뒤집어쓰고 누워 땀을 푹 내는 것으로 치료를 많이 했다. 이는 온돌을 이루고 있는 황토흙의 원적외선 열기로 전신 순환을 유도해 기혈의 순환이 활발하게 되어 몸의 병기를 몰아내는 것이다.

이것을 공진단에서 보자면 사향의 힘으로 개규(開竅 : 구멍을 연다는 말로 열을 식히고 냉을 없애 몸의 기운을 혈과 통하게 한다는 뜻이다)하고 그로 인해 호흡(숨)이 열려서 전신 순환이 이루어지는 것과 비슷하다 볼 수 있다.

온돌은 선조들의 훌륭한 지혜로 만들어진 것이지만 현재 온돌에는 문제가 있다. 요즘은 황토 구들장에 군불 때는 집이 거의 없다. 시멘트 바닥에 온돌파이프로 난방을 해서는 옛날의 그런 효용을 얻기가 매우 어렵고, 아파트에서 보일러 온돌에 허리를 지진다는 건 사실 불가능에 가깝다.

비슷한 효능이 있는 대안으로는 위에서 이야기한 저온의 원적외선 사우나와 전자파가 나오지 않는 황토와 숯 전기보료 등을 들 수 있다.

물을 이용한 수승화강법, 반신욕과 족욕

물을 이용한 수승화강법은 불의 힘을 이용한 온돌과 달리 다행히 현대에도 몇 가지 이용이 가능한 방법이 있다. 그중 하나가 반신욕이다.

한동안 우리나라의 웰빙 열풍을 선도했던 반신욕은 수승화강을 유도할 수 있는 황제의 보약 공진단을 대체할 수 있는 수승화강법 중에 하나이다.

물의 온도는 37~40도에 맞춰 30분 정도 하는 것이 좋다. 반신욕을 하면 상하체의 온도차로 인해 수축되어 있던 혈관이 열리면서 혈액순환이 원활히 이루어지고 체내에 있는 유해성분과 노폐물이 땀과 함께 배출된다.

실제로 반신욕 전과 후 인체의 체온변화를 비교해 보면 반신욕

후 손과 발의 말초 모세혈관까지 혈액순환이 눈에 띄게 잘되는 것을 확인할 수 있다.

이러한 체온의 상승 및 혈류량의 증가는 혈관의 탄력성을 높여주므로 혈액의 순환과 대사를 촉진시키고, 인체에 산소와 영양분의 공급을 원활히 한다. 또한 이산화탄소와 각종노폐물의 배출을 도와주게 됨으로써 피부가 깨끗해지는 것은 물론, 건강에도 큰 효과를 보인다.

반신욕을 할 때 주의할 점은 40도 이상의 고온으로 해서는 안 되며 반신욕 시간이 40분을 넘지 않는 것이 좋다. 너무 오랜 시간 하면 피부의 수분함유율이 떨어지고 몸의 균형이 깨어지기 때문이다.

물의 온도는 체온보다 약간 높은 정도의 따끈한 물 정도가 가장 좋으며, 체력이 떨어지거나 노약자의 경우에는 반신욕의 온도를 너무 높이거나 시간을 너무 길게 하지 않도록 주의해야 한다.

반신욕을 통해 나오는 땀은 억지로 고온 사우나로 땀을 내거나 일반적인 운동으로 나오는 땀과 달리, 마라톤 같은 운동에서 나오는 땀과 마찬가지로 몸속 깊숙이 있는 중금속과 노폐물들이 섞여 있다.

집에 욕조가 없거나 반신욕을 자주하기에는 번거로운 경우가 있는데, 이런 경우에는 '족욕'을 이용한다. 사실 족욕은 면역력이 많이 떨어진 허약한 이들이나 노약자들에게 반신욕보다 안전하면서도 동일하거나 오히려 더 높은 효과를 볼 수 있어 더욱 권장하고 싶은 수승화강법이다.

사실 너무 뜨거운 물로 하는 반신욕은 문제가 될 수도 있다. 미국의 조지아 의대 펄로우 박사팀에 의하면 41도 이상 뜨거운 물에서 하루 45분씩 15일간 반신욕을 한 남성들을 조사한 결과, 6개월 동안 정자 생산이 중단됐다고 한다.

그 외에도 체력이 떨어지는 이들은 너무 고온에서 반신욕을 하거나 장시간 반신욕을 한 뒤에 현기증을 느끼는 경우가 많다.

이러한 면에서 고온의 장시간 반신욕은 정자의 생산이나 신체에 무리한 영향을 줄 수도 있는 위험성이 있는데, 족욕은 이러한 위험성을 최소화할 수가 있다.

족욕은 무릎 이하를 담그는 각탕법과 발목 복사뼈까지 만을 담그는 족탕법, 두 가지 방법이 있는데 발목만을 담그는 족탕법은 노약자나 체력이 떨어져 허약한 이들에게 추천할 만하고, 각탕법은 다리를 전부 담그므로 반신욕처럼 순환이 빠르기에 체력이 보통인 이들에게 추천할 만하다.

족욕은 40도 전후의 따끈따끈한 물을 두 발을 담글 수 있는 족욕통에 채운다. 시간이 지나면서 물의 온도가 식어버리기 때문에 옆에 보온통을 두고 물을 더 준비해놓고 뜨끈한 물을 조금씩 첨가하는 것이 좋다. 물이 식지 않도록 하며 몸에서 약간의 땀이 날 정도가 되면 멈춘다.

족욕을 행한 다음에 가장 중요한 포인트는 발의 물기를 닦아낼 때 수건으로 발가락 틈새까지 꼼꼼히 닦는 것이다.

족욕이 반신욕보다 좋은 점은 하체 말단에 기혈순환이 집중된다는 점이고, 발가락 사이의 부분은 독소와 노폐물을 많이 배출하는 부위이기 때문이다.

연단의 전설

연단에서 말하는 단(丹)은 무엇일까?

본래 단은 붉을 단(丹)이다. 붉다는 것은 불의 근원을 말하며 음양(陰陽), 일월(日月)의 합성으로 빛을 뜻한다. 다시 말하자면 불 속에서 얻는 순양(純陽, 온전한 양기)의 원리를 말한다.

숨(火)을 통해 천지간의 기운을 응집하여 순양의 빛인 단(丹)을 이루려했던 연단이기에, 몸과 마음을 맑고 순수한 상태로 되돌린다는 뜻도 있지만, 그보다 한 단계 더 나아가서 인간이 가진 선천의 빛(丹)을 회복해 생명력을 본래의 자리로 되돌린다는 뜻을 담고 있기도 하다.

이러한 선천의 빛을 회복하는 과정을 보통 연정화기(煉精化氣), 연기화신(煉氣化神), 연신환허(煉神還虛)의 세 단계로 세분하여 얘기하기도 한다.

연단의 근원이 되는 선가(仙家)의 시초는 정확히는 알 수 없으나, 수백 수천 년 전의 고서에서도 상고(上古, 아주 오래된)의 시대에 등장하여, 그 역사가 수천 년도 넘을 것으로 여겨지며 현 세상이 시작된 처음과 거의 같다.

정확한 역사를 알 수 없는 구전으로만 전해 내려온 연단의 전설을 말하자면 아득한 옛날의 사람들은 지금에 비하면 그 숫자가 극히 미약했지만 모두가 하늘의 뜻에 응하고 땅의 부름에 답하는 이들이었다고 한다.

그들은 모두 생활함에 있어 천지간의 조화와 한 치의 어긋남이 없었기에 평범한 이들도 백수십 세의 상수(上壽)를 누렸고, 어떤 이는 천 년이 훨씬 넘는 영원에 가까운 삶을 사는 이들도 있었다.

그들 진인(眞人, 하늘과 땅에 감응하는 참다운 사람들)은 하나같이 병들지 않는 육체와 뛰어난 지혜를 가지고 있으나 어느날 세상이 뒤집어졌다.

땅이 움직이고 하늘이 진동하여 산이 솟아오르고 땅이었던 곳이 바다가 되었다. 세상이 바뀌고 많은 이들이 사라져갔다. 어떤 이들은 사람들의 마음이 욕념(慾念)에 가득 차올라 천지의 조화를 깨트렸기에 하늘의 벌을 받아 그리 되었다고도 하나, 전설로만 남아 있을 뿐 정확한 것은 알 수 없다.

그 일이 있은 후 살아남은 인간들은 더 이상 옛날의 영화를 잊어버리고 하늘과 땅에 응할 수 없게 되었으며, 수명도 형편없이 줄어들었다고 한다.

높았던 지혜는 어디로 갔는지 모두 사라지고 새처럼 가볍고 무쇠처럼 튼튼했던, 병들지 않는 금강(金剛)의 몸도 병약하고 허약하게 변해버렸다. 눈이 오고 바람이 불면 추위를 타고 태양이 강렬하면 더위에 땀을 흘리게 되었으며 배가 고프면 제 부모 형제들도 잡아먹을 정도로 흉폭해졌다.

무지한 동물 같은 삶이 시작된 것이다. 신(神)이나 다름없었던 옛 일들을 모두 잊고 짐승처럼 변해버린 것이다.

하지만 환란의 시대가 지나고 세상이 뒤바뀐 이후에도 다행스럽게 옛 시절의 영망을 간직하고 있던 이들이 있었다.

그들은 주로 맑고 청명한 기운이 가득한 산에서 살았기에 다른 사람들은 산에 사는 사람이라 하여 선(山+人 : 仙)을 붙여 그들을 선인이라고 불렀다. 이들 선인들 중 광성자(廣成子) 같은 이는 황제(黃帝)와 복희(伏羲)씨, 신농(神

農)씨 같은 이들에게 선의 길[仙道]을 가르쳐 주었다고 한다.

가르침을 받은 황제와 복희씨, 신농씨들은 사람들을 모아 자신이 배운 지혜를 가르쳐 주고, 서로를 잡아먹거나 하는 짐승 같은 짓을 못하게 하고, 농사법이나 약초와 불을 다루는 법을 비롯해 몇몇 이들을 모아 자신들이 선인들에게 배운, 상고(上古)의 도(道)를 가르쳐 주기 시작했다.

그것이 바로 연단의 시작이며 연단에서 말하는 지금 세상의 시작이다.

다시 태어나는
내 몸을 위하여,
신(神)

Part.4

다시 태어나는
내 몸을 위하여, 신(神)

황제가 말하기를 "내가 듣건대 상고시대에 있었던 진인(眞人)은
자연의 법칙을 잘 알고 있었다. 뿐만 아니라 음양과 호흡과 정기를
잘 파악함으로써 그에 맞게 잘 지켜서 신기와 힘살을 온전하게 하여
오래 사는 것이 천지와 같이 끝이 없었다. 이것은 그가 양생하는 법칙에
맞추어 살았기 때문이다."
黃帝曰余聞上古有眞人者提挈天地把握陰陽呼吸精氣獨立守神肌肉若一故能壽
弊天地無有終時此其道生

상고시대의 성인은 늘 이렇게 말했다. "허사(虛邪)와 적풍(賊風)은 제때에 피
해야 한다. 마음을 편안하게 하고 허욕을 없애면 진기(眞氣)가 보전되고 정신
이 산란해지지 않으면 병이 어디서 생기겠는가. 그러므로 여러 가지 잡념이
없고 욕심이 적으며 마음과 정신이 안정되어 사물에 대해 조금도 겁내지 않게
된다. 또 힘든 일을 해도 권태증을 느끼지 않으며 기도에 따라서 순조롭게 되
어 모든 것이 그 욕망에 따라 다 만족하게 되는 것이다. 어떠한 음식이라도 달
게 먹고 의복도 아무것이나 입으며 풍속을 즐기고 직위의 높고 낮음을 따지지
않는다. 때문에 그런 사람들을 소박하다고 말할 수 있다."
夫上古聖人之教下也皆謂之虛邪賊風避之有時恬憺虛無眞氣從之精神內守病安
從來是以志閑而少慾心安而不懼形勞而不倦氣從以順各從其欲皆得所願故美其
食任其服樂其俗高下不相慕其民故曰朴
_ 《동의보감(東醫寶鑑)》〈내경(內景)〉편 '신형(身形)' 중에서

혈액이 오염됐다는 증거,
담과 과산화지질

십병구담(十病九痰), 모든 병의 열에 아홉은 '담(痰)'으로 인해 생긴다는 이야기가 있다. 이 담이라는 것은 흔히 가래 같은 것을 이야기하기도 하고, 고름 같은 것을 말하기도 한다. 탁한 것은 담으로, 맑은 것은 음(飮)으로 나누어 분류하지만, 일반적으로 모두 담이라 하여 한의학에서 기혈의 순환을 막는 점액성 노폐물을 총칭한다.

연단에서는 담이라는 것에 대해 좀 더 중요하고 특별하게 생각했는데 사람을 늙게 하고, 병들게 하고, 일찍 죽게 한다는 삼시(三尸)의 원인이자 결과물로 보았다. 인체를 본래의 순정하고 순수한 상태로 되돌리는 것을 목적으로 하는 연단에 있어서, 이러한 삼시는 형상이 없는 정신적인 벌레로, 사람의 욕망을 일으키는 병(病)과 악(惡)

의 원인으로 보고 제거해야만 하는 척결의 대상이었다.

그런데 삼시는 눈에 보이게 존재하는 것이 아니다 보니 담을 증거로 삼시가 담을 발생시키거나 담이 삼시를 발생시킨다고 생각하였다. (삼시라는 것은 연단을 연구하는 이들에게 철학적, 사상적, 이론적으로만 존재하는 것으로 형상이 없는 정신적인 벌레[蟲]이다. 그래서 과학적으로나 현실적으로 증명된 것은 아니다.)

하지만 삼시와 달리 그 연관이 깊은 담이라는 것은 실체가 있으며, 실제로 담이 많아 기혈의 순환이 안 되는 환자들의 경우에 삼시의 문제처럼 정신적인 질병을 앓는 경우가 많다. 한의학에서는 자폐증이나 간질 등의 정신적인 문제가 있는 환자들을 일반인보다 순환이 안 되고 담이 많은 것으로 보고 치료하고 있다.

또한 담은 눈에 보이는 가래나 고름 같은 것들만 생각할 수 있으나 보다 넓게는 체내의 비정상적인 대사산물을 통칭하는 것이다. 체내에 축적된 독소로 인한 노폐물로 어혈을 이루는 대사물도 이에 속한다.

대표적인 것을 꼽자면 장부나 피 속을 떠돌아다니는 산패한 기름을 들 수 있다. 서양의학에서는 이것을 과산화지질이라고 하는데, 한마디로 활성산소 등으로 인해 산화된 기름성분을 말한다.

18세기 하노버라는 학자가 인체의 노화현상과 함께 혈액 속의 리포푸스친(lipofuscin)이라는 노화물질이 증가함을 발견하였는데, 20세기 들어서 이 리포푸스친이 과산화지질과 변성단백의 결합에 의해 생성된다는 것이 판명되었다.

이후 과산화지질에 대한 연구가 계속되며 혈관의 경화나 혈전의 원인이 되기도 한다는 것이 밝혀졌고, 현재는 암이나 아토피 같은 오염과 독소로 인한 질병들의 가장 근간이 되는 주범 중 하나로 꼽힐 정도가 되었다.

이와 같이 서양의학에서 말하는 과산화지질은 한의학에서 이야기 하는 담이나, 연단에서 이야기하는 삼시와 같이 사람을 늙고 병들게 하는 노폐물로서 연관이 깊다.

과산화지질은 인체의 대사과정과 해독과정에서 활성산소와 독소의 과잉으로 인하여 문제가 생겨 발생하며 인체의 전신을 돌아다니며 세포와 혈관, 장기들을 파괴한다.

혈액 속에 과산화지질 같은 노폐물이 생기는 원인은 공해와 오염으로 점철된 환경적인 요인에 노출되어 있는 것과 인체의 해독, 정화능력이 약화된 것이 가장 크겠지만 현대인의 심리적 스트레스에서도 그 원인을 찾을 수 있다.

동의보감에서는 담이 생기는 원인 중 하나로 진액이 열을 받고 화(火)가 훈증하여 생긴 것으로 본다.

한마디로 화를 훈증하게 하는 스트레스 상태에서는 수승화강이라는 수화의 운행이 제대로 이루어지지 않는다. 본래 수화의 운행이 잘 이루어지면 앞장에서 이야기했듯 손발과 아랫배는 따뜻해지고 머리는 시원해져야 한다.

그런데 정신적 스트레스를 받으면 머리는 뜨거워 열이 나는 상태가 되고, 손발과 아랫배는 싸늘하게 변한다. 물은 아래로 내려가고 불은 위로 올라가 서로 만나지 못하여 인체의 순환이 잘 되지 않는 상태가 되는 것이다.

우리는 주로 책상에 앉아서 하는 정신적으로 편중된 업무에 시달리고 있다. 거기다 답답하고 폐쇄되어 있는 사회생활 중에 발생하는 분노가 풀릴 길 없이 반복되며 스트레스를 받는다.

이런 스트레스 상황이 오래 지속되면 사람들은 이유 없이 미열이 나고 피로감에 시달리게 된다. 병원에 가도 몸에는 별 이상이 없다고 하지만 스스로는 아프고 집중력이 저하되는 알 수 없는 질병에 시달린다.

이러한 질환은 병원에서 흔히 신경성 질환이라 불리며 적절한 치료 방법이 없는 경우가 대부분이다. 서양의학에서 아직 원인이 밝혀지지 않은 만성피로증후군(CFS)도 한의학에서 보자면 스트레스로 인해 수화가 적절히 교류하지 못하고 그로 인해 기혈이 순환되지 못하여 생기는 현상으로 볼 수 있다.

스트레스로 인한 질병에서는 진통제에 의존하거나 증상을 물질적, 육체적인 것으로 한정하여 생각지 말고 정신적인 안정을 함께 추구하여야만 치료의 효율을 높일 수 있다.

스트레스가 일으키는 만성피로증후군

만성피로증후군(CFS : Chronic Fatigue Syndrome)은 1984년 미국의 네바다주에서 집단 발생하면서 미국 질병대책센터가 붙인 병명이다. 만성피로증후군에 걸리면 단순한 피로감과 전신 권태감이 오래 지속되고 두통이나 근육통, 목의 통증이 함께 수반되며 근력 저하와 함께 마치 감기에 걸린 듯 미열이 지속된다. 그런데 이 질병의 특징은 서양의학을 통해 진찰을 받고 여러 가지 검사를 해봐도 이렇다 할 확실한 진단을 얻지 못한다는 것이다. 증세에 따른 단순한 대증요법으로 순간순간을 버텨내는 정도가 치료의 전부라 할 수 있다. 만성피로증후군은 아직까지 이렇다 할 원인이 밝혀지지 않았지만, 정신적·신체적 스트레스가 면역계에 이상을 일으키고 내분비계에도 악영향을 미쳐 신체 내 균형이 어긋나면서 여러 가지 증상을 일으킨다는 것이 가장 유력한 원인으로 추정되고 있다.

오염된 세상에 대한
세포들의 반란

살아가기 힘든 세상이 되었다. 하루하루 오염물질의 배출이 줄어들기는커녕 늘어가고 있는 상황이다. 오염물질이 축적되며 자연이 가진 해독력이 약해져 이미 땅도 물도 하늘도 모두 오염되었다.

이러한 독기가 사람의 마음까지도 독으로 채워서일까, 사람들은 작은 일에도 서로 미워하고 헐뜯는 행동을 하며 신경질적으로 변해 가고 있다.

먹고, 마시고, 입고, 자고, 숨 쉬고, 생각하는 모든 것이 잘못되어 독이 차오르고 있고 그로 인해 몸과 마음이 망가지고 있는데, 우리가 그것을 깨닫게 될 때는 이미 의학으로는 치료가 불가능한 중증의 난치, 불치병을 앓고 있을 때이다.

독소로 인해 발생하는 다른 질병도 그렇겠지만 급속도로 늘어나고 있는 암은 몇 가지를 제외한 대부분이 어떤 바이러스나 세균이 인체 내로 들어와 문제를 일으켜 발생하는 그런 종류의 질병이 아니다.

우리 인체의 정상 세포가 돌연변이화 되어 스스로 조직침윤을 하고 내장을 전이하며 전부를 죽게 만드는 과정을 거친다.

인체 내 해독 시스템의 이상으로 정상 세포가 스트레스 상태가 되어 변이를 일으킨 것을 그 시작으로 볼 수 있다.

공해 물질이나 독소에 의한 노폐물이 몸 안에 쌓이고 혈액을 오염시켜 감에 따라, 혈액으로부터 신선한 산소와 영양을 공급받고 대사된 노폐물을 배출해야 하는 세포들이 영양공급과 독소배출의 기능에 이상이 생기게 되었다. 이 때문에 반란군(암)이 되어 왕(인체)을 치러 오는 상황이기에 무엇보다도 암 치료의 첫 단계는 독소의 배설과 해독 기능의 정상화가 될 수밖에 없다.

'똥오줌을 잘 누고, 방귀 잘 뀌고, 땀을 흘리고, 몸을 고루 움직여 혈액순환이 활발히 되어야 한다.'

별것 아닌 것 같아도 이것이 인체의 가장 강력한 해독, 배설 시스템이고 오염과 독소로 인한 질병의 치료에 기본이 된다. 또한 이러한 생리적 활동이 현재 제대로 이루어지지 않고 있다면 인체 내 해독 시스템에 어떤 문제가 생긴 것으로 짐작해 볼 수 있다.

그리고 독소의 축적으로 이루어지는 질병에서 특효약을 찾거나 약에 의존하여 고치려 하는 생각도 바꾸어야 한다.

약으로만 고쳐지는 난치병은 이 세상에 없다고 단언한다. 그런 것이 있다면 난치병이 아닐 것이다.

암의 경우에도 계속 알맞은 노력을 병행하며 관리를 해주어야만 암세포의 활동력이 줄어들면서 증식을 멈추고 종국에는 사라지게 될 것이다.

암세포도 정상 세포로 회복될 수 있다

암세포는 한계를 넘어서는 독소에 노출된 세포들이 한번에 들고 일어나는 꼴이다. 수술이나 화학요법, 혹은 한의학적 방법으로 치료하여 악성종양이 사라졌다고 해도 암 자체가 사라지는 것은 아니다.

인체 내 해독과 정화 시스템이 개선되지 않는 한 어디선가 계속 돌연변이 세포가 다량 생겨나게 되고 결국에는 암이 다시 재발하는 과정을 반복하게 되어 있다. 근본적인 치료를 위해서는 배변과 독소의 배출이 잘 되도록 잘 움직여야 하며, 무엇보다 면역력이 강해져야 한다.

면역력이 강해지기 위해서는 혈액의 담과 같은 노폐물들을 제거해야 하는데, 다시 한 번 말하지만 피를 이루는 것은 물과 기름이다. 혈액 속의 노폐물이나 독소들은 썩은 물, 썩은 기름이라고 할 수 있다.

이러한 썩은 물과 기름을 제거하는 좋은 방법은 좋은 기름과 좋은 물을 넣어주며 신진대사가 활발히 일어나게 운동하는 방법이다.

인체에 필요로 하는 오염되지 않은 음식들과 깨끗한 물을 충분히 공급하고 적절한 운동을 하여 기혈을 순환시켜야 한다.

그리고 스트레스를 이겨내기 위해 무엇보다 마음을 넓고 편안히 가져 행복한 마음이 되도록 하고, 언제나 여유로운 웃음을 지을 수 있도록 노력해야 한다.

체내 독소와 노폐물을 순조롭게 배설하면, 산소부족과 독소에 대한 노출로 스트레스를 받았던 돌연변이 세포들은 깨끗하고 맑은 혈액의 유입으로 풍부한 산소와 질 좋은 영양을 공급 받게 되어 본래의 정상적인 세포들로 돌아오게 된다.

암세포가 정상 세포로 돌아올 수 있다는 환원설은 초기 서양의학에서는 있을 수 없다고 하였으나 현재는 암세포도 정상 세포로 환원이 가능하다는 것이 논문이나 실험 등을 통해 밝혀지고 있다.

그러니 암세포란 것은 우리를 죽이는 것이니 반드시 잘라내어 처리해야 하는 악(惡)이 아니라, 청혈과 해독이 이루어진다면 다시 본래의 정상 세포로 환원될 수 있는 우리 자신의 일부로 보고 대하는 것이 옳다.

3

마음을 내려놓으면
마음의 독소가 빠진다

바보는 암에 걸리지 않는다는 말이 있다. 마음이 편하고 스트레스가 없으면 암이 생기지 않는다는 이야기다.

오염된 환경과 넘쳐나는 독소들에 대한 이야기를 이 책의 처음부터 여러 가지 예를 들어가며 해왔지만, 실제 환자들을 겪어 보면 정신적인 스트레스가 발생시키는 마음의 독소가 가장 크게 다가온다.

치료를 진행하며 마음이 편해지고 밝아지는 환자는 호전이 되고, 마음이 여전히 어둡고 힘든 환자는 약물과 식이요법, 환경개선을 통해 단기간에 효과를 보기는 해도 장기적으로 어느 시기가 되면 다시 악화되는 경우가 대부분이었다.

악을 행하는 것도 자신이요,

스스로를 더럽히는 것도 자신이며,

악을 범하지 않는 것도 자신이요,

스스로를 정화시키는 것도 자신이다.

청정과 더러움은 오로지 자신에게 달렸다.

아무도 남을 청정하게 해줄 수는 없다.

_싯다르타

위의 부처님의 말씀처럼, 한의학에서는 몸과 마음을 별개로 보지 않았다. 한의학의 한 획을 그은 이제마 선생은 '마음으로 몸을 다스린다'라는 전제로 사상체질을 만들어 병을 치료하고자 노력하였다.

내 몸에 이상이 있는 것은 내 마음 어딘가에 이상이 있기 때문이라 생각하였고, 몸과 마음을 하나로 보았다.

현대의 생활은 마음이 너무도 산란하다. 또한 몸을 함께 움직이기보다는 신경 쓰고 생각하는 것에만 치중하여 몸과 마음이 너무 동떨어져 있다. 몸과 마음에 괴리가 생기고 있는 것이다.

《도덕경》의 무위(無爲)편에 보면 '천하는 신령한 그릇이라, 이루려 하면 되지 못하니 이루려 하는 자는 이루지 못하고, 지키려 하는 자는 잃게 되느니라[天下神器 不可爲也, 爲者敗之 執者失之]'라는 말이 있다.

우리는 사회생활을 하며 욕심에 아등바등한다. 그렇기에 이루려

하고 집착하기보다 먼저 놓아버릴 줄 알아야 한다.

놓아버리면 모든 것을 잃어버릴 것 같은 불안감에 휩싸이지만, 억지로 집착해서 얻은 결과라면 후에 반드시 잃어버리게 되어 있다. 놓아버리고 저절로 이루어지도록 한 발 벗어나 세상을 바라보며 마음의 독소가 사라지기를 기다려야 한다.

또한 마음을 놓아버린다는 것은 결코 부자가 선심을 베푸는 마음이 아니다. 그런 마음으로는 놓아 버리려고 해봐야 놓을 수 없다.

무엇보다 집착하고 있는 것이 많을수록, 갖고 있는 것이 많을수록 놓아버리기 힘들다. 쌓여진 노력(功)이, 그리고 부(富)가 아까워 놓을 수가 없다.

부자가 자신이 가진 것의 일부는 기부로 가능할지 몰라도 자신이 가진 모든 것을 내놓기는 어려운 것이다. 마음의 독소를 해소시키기 위해서는 억지로 무언가 이루려하는 욕심을 내려놓아야 하는데, 우리는 집착에 매어 있어 죽는 그 순간까지도 놓기가 너무 어렵다.

이러한 부분 때문에 마음의 독소를 해소하는 것이 생활이나 음식의 독소를 제거하는 것보다 더욱 어려운 것이다. 한마디로 마음이 문제인데, 이러한 여건을 충족시킬 수 있을 만큼 마음의 여유가 있어야 한다.

하지만 우리는 어떻게 집착을 버려야 할지, 어떤 마음을 가져야 할지 조차 모르는 경우가 많다.

이런 상황의 한 가지 예시를 들자면, 예전에 〈TV동화 행복한 세상〉이라는 텔레비전 프로에 대략 아래와 같은 이야기가 있었다.

백혈병에 걸린 소녀가 있어서 골수 이식을 하기 위해 병원에서 가족들 모두 검사해보니 소녀의 어린 남동생이 골수 이식이 가능하게 일치하였다. 그래서 의사는 아이에게 누나를 살리려면 네 도움이 필요하다고 네 골수가 꼭 필요하다고 얘기를 한다. 아이는 쉽게 수락을 안 하고 조용히 고개를 숙이고 한참을 생각했고 그렇게 한참을 생각하고 나서야 알았다며 그렇게 하겠으니 누나를 꼭 살려달라며 엉엉 울음을 터트렸는데 알고 보니 그 어린 남동생은 누나에게 골수를 주면 자기가 죽는 줄로 알았던 것이다. 그래서 한참을 생각하고 울면서 그럼 꼭 누나는 살려달라고 한 것이다.

자신의 생명으로 누나를 살리려 한 그 아이 같은 마음을 극히 일부분만이라도 우리가 닮을 수 있다면 욕망에 대한 집착을 놓아버리는 정도야 그리 어렵지 않을 것이다.

사실 우리가 가진 집착과 욕심이란 것은, 자신의 생명을 누나를 살리기 위해 주려고 했던 그 아이의 마음에 비유하기에는 너무 부끄러운 것이 아닐까.

순수한 마음에 가까워지도록 삶의 욕망과 집착의 얽매임을 벗어버리고 온 마음을 다해서 행복하게 살아가는 것이 마음의 독소를 배출해낼 수 있는 온전한 방법이라고 본다.

그리고 놓아버린다는 것은 내가 인위적으로 집착을 버려야 한다는 식의, 놓아버리려고 노력하는 접근 방법보다는 마음이 그 자체로

다시 태어나는 내 몸을 위하여 · 신(神)

순수해져야 한다는데 근원이 있는 것이다. 마음이 순수해지면 놓는 게 아니라 절로 놓아지게 됨을 알게 될 것이다.

　마음의 놓아버림과 공덕에 대한 다른 예를 하나 더 들자면, 약왕(藥王 : 민간신앙의 신으로 인도를 통해 중국으로 전해졌다고 한다)이라 불릴 정도로 유명한 의원이면서 연단의 수행인이기도 했던 손사막이 마지막 경계를 넘어서지 못하고 오래도록 헤매자, 다른 선인들이 그에게 공덕이 부족하다고 하여 손사막은 의서인《천금방》을 지어서 많은 이들에게 도움이 되는 공덕을 쌓아 경계를 넘어섰다는 얘기가 있다.

CHECK

공덕의 의미를 되새기게 하는 《천금방》과 손사막

손사막(孫思邈, 581~682)은 중국 당나라의 의학자로 당나라의 대표적인 의서《비급천금요방(備急千金要方) : 천금방(千金方)이라고도 불림》30권을 저술했다. 이는 중국에서 처음으로 완비된 의학전서다. 기록에 의하면《비급천금요방》을 저술한 시기에 손사막의 나이가 70세였으며, 이후에 100세 때에는 내용을 더욱 보충해《천금익방(千金翼方)》30권을 저술했다. 이 두 저서에는 6,500가지 이상의 처방이 기록되어 있어 '수나라와 당나라 의학의 집대성'이라 일컬어지고 있다. 후세 사람들은 이 두 저서를 합쳐《천금방》이라 부른다.

이들 저서의 사본은 당나라 때 한국과 일본에도 전해졌다고 한다.

특기할 만한 것은 의가(醫家)의 윤리에 대해 서술하고 불교의 의료 정신을 근본으로 해서 개인 위생을 상세히 설명하고 있다는 점이다. 후세에 오랫동안 의서의 모범으로 이용되어 왔으며, 1066년 송나라 초에는 국가에서 교정·재출판되기도 했다.

'공덕'에 대해 많은 사람들이 마음먹으면 쉽게 쌓는다고 오인하고 있다. 공덕이 가계기록부처럼 쌓이는 것이라면 얼마나 좋을까마는, 공덕 자체는 그리 중요한 게 아니고 그 마음이 중요한 것이다. 손사막이《천금방》이란 의학서를 쓰게 된 진짜 이유는, 아마도 병에 고통스러워하는 백성들의 모습이 가슴 아팠기 때문이었을 것이다. 그 시절의 누구보다도 의학적 지식과 소양이 깊은 그였지만, 세상의 모든 병자와 불쌍한 백성을 도와줄 만한 능력은 그에게 없었을 테니까 말이다.

그래서 손사막은 많은 백성들이《천금방》을 읽고 병과 도탄에서 벗어날 수 있기를 바랐을 것이다. 그리고 많은 이를 구제하고자 했던 손사막의 마음이 수행인으로서의 경계를 넘어서도록 해주었을 것이다. 실제《천금방》에 쓰여진 손사막의 글을 보면 그러한 마음이 절로 느껴진다. 그가 수행의 경계를 넘어선 것은 공덕을 쌓아서 넘은 게 아니라, 마음이 경계를 넘어설 정도로 순수한 단계에 이르렀기 때문이다.

"만약 병이 들어 치료받고자 하는 사람이 있으면 빈부귀천이나, 나이의 많고 적음이나, 얼굴의 곱고 미움이나, 원한 관계가 있는 사이거나 친한 사이거나, 같은 민족이거나 아니거나, 어리석거나 똑

똑한 것에 관계없이 모두에 대해 부모, 형제와 같은 생각을 가지고 임해야 한다.

앞뒤로 두리번거리며 딴생각하지 말고 스스로 길흉을 헤아려 환자의 몸과 생명을 소중히 여겨, 그의 고뇌가 자신의 것인 양하여 깊이 슬퍼하는 마음을 가지고 험하고 가파른 길이나, 낮과 밤, 더위나 추위, 배고픔과 목마름과 피로함을 가리지 말고 한마음으로 달려가 구해주되, 능력을 자랑하거나 공적을 남기겠다는 마음을 갖지 말도록 할 것이다."

_《천금방》 중에서

심신을 이완시켜라

불면증에는 원인이 여러 가지가 있다. 우선 울혈성 심부전이나, 수면무호흡증, 경추의 이상 등의 신체적 이상이 있는 경우를 들 수 있다. 그리고 심리적 스트레스로 인해 우울증이나 화병을 앓을 때, 피로가 극심하여 모든 것이 허할 때도 불면증이 오는 경우가 많다.

여기에 하나를 더하자면 공해와 오염으로 인해 독소를 원활히 해독, 배설되지 못한 경우에도 불면증이 오는데, 실제 상당수의 암 환자나 아토피 환자들이 불면증을 앓고 있는 실정을 보면 알 수 있다.

사실 잠은 무엇으로도 보충할 수가 없다. 아무리 휴식을 취한다 해도 왜 잠을 대신할 수는 없는지에 대한 이유를, 과학은 아직 밝혀내지 못했다.

몸에 좋다는 산삼, 녹용을 먹고, 맑고 깨끗한 좋은 음식을 먹는다 해도 잠의 부족은 오직 잠으로만 채울 수가 있다.

몸과 마음이 딱딱히 굳어 있지 않은가?

송대의 진희이(陳希夷, 871~989)는 인생과 처세 철학을 토론한, 학식이 해박한 사람으로 도교사상의 영향을 깊이 받았다. 그는 각고의 노력을 기울여 수많은 저작을 썼으며, 성리학을 집대성한 주자(朱子, 1130~1200)는 '도학(道學) 연원이 진희이에게서 유래되었다'고 했다.

진희이가 70세 되던 해에 무당산에서 서악(西岳)의 화산(華山)으로 왔는데, 화산에 와서 은거한 후부터 그는 종일 잠을 잤다.

어떤 때는 며칠, 어떤 때는 열흘 하고도 며칠을 더 잤고 심지어 몇 개월 동안 잠만 자는 경우도 있어 사람들은 그를 '수선(睡仙 : 잠자는 신선)'이라고 불렀다.

진희이의 이러한 잠버릇은 주나라의 세종(世宗) 시영(柴榮)에게까지 전해졌다. 시영은 매우 신비하게 생각해 조서를 내려 진희이를 궁으로 불러들였다. 진희이는 궁중에 불려와서도 고개를 떨구고 곧 잠이 들었는데, 한 번에 한 달을 넘게 잤다.

과연 듣던 대로 먹지도 마시지도 않고 깊이 잠만 자는 진희이를 본 세종은 어느 날 진희이가 마침 깨어난 틈을 타 '도대체 어떤 도술이냐'고 물었다. 진희이는 〈대어가(對御歌)〉 한 수를 지어 세종에게 대답했다.

신(臣)은 잠을 자는 것을 아주 아주 좋아합니다.
신(臣)은 잠을 자는 것을 정말 정말 사랑합니다.

모피 위에 눕지도 않고, 이불을 덮지도 않습니다.
아무 돌조각으로 베개를 삼고, 도롱이를 땅에 깔아 펴지요.

천둥이 울리고 번개가 번쩍거려, 귀신이 놀랄 때도
신은 드르렁 코를 골면서 잘도 단잠을 잡니다.

《초한지》의 장량(張良)과 범려(范蠡)를 한심하게 생각하고
《삼국지》의 조조[猛德]와 유비(劉備)를 민망하게 여깁니다.

서너 명의 군자(君子)가 하찮은 일로 노기등등하여 논쟁하는 것이
어찌 신(臣)과 같이 청산(靑山)의 정상에 올라,

흰 구름이 퇴적되어 쌓인 곳을 향해 미간을 넓히고,
뱃가죽을 드러내놓고,
다만 깊은 잠에 빠져들어 동쪽으로 달이 떠오르고 ,
서쪽으로 붉은 태양이 떨어지는 것만 간여하는 것과 어찌 같을 수 있
겠습니까?

〈대어가〉를 들은 세종 시영은 '이 잠통이 신선(睡仙)은 정말로 명불허전이구나. 그는 한가로운 구름과 들판의 학과 같구나. 명리에 욕심이 없어서 호화로운 궁실과 쾌적한 생활은 그의 마음이 받아들이지 못하겠구나'라고 생각해 진희이를 산으로 돌아가도록 허락해 주었다고 한다. 이러한 진희이의 옛 이야기는 우리의 삶을 되돌아보는 데 도움을 준다.

현대인은 잠을 자면서도 몸과 마음 사이의 괴리를 자주 겪는다. 예를 들어 몸은 지칠 대로 지치고 피곤한데 막상 누우면 잠이 오지 않아 밤을 지새우는, 몸과 마음이 따로 노는 듯한 상황에 자주 처한다.

스트레스로 수화의 운행이 제대로 이뤄지지 않는 것은 아닌지, 장부와 기혈의 조화가 깨진 상황은 아닌지, 아니면 육체적, 정신적인 피로로 속을 너무 많이 써서 담경(膽經)이 차가워져서 그런 것은 아닌지 살펴야 하며 이렇다 할 병이 없다 해도 잠이 안 오는 그 원인을 찾아보자면 여러 가지가 있다.

하지만 먼저 고려해봐야 할 것은 내 몸과 마음이 너무 경직되고 딱딱하게 굳어 있는 것은 아닌지 확인하는 것이다. 그리고 그러한 경우라면 천천히 몸을 움직이면서 산란한 마음을 잠시라도 놓아버리는 명상이나 요가, 기공, 태극권, 심신이완 요법을 행하는 것이 좋다.

물질문명이 고도로 발달된 현대의 생활은 정신적 피로도가 만만치 않아서 건강한 사람도 몸을 이완시키고 마음이 평안해지면 솔솔 잠이 쏟아지는 경우가 많다.

요가나 도인법으로 몸을 고루 풀어주고 누우면 몸 속 깊이 쌓여 있던 피로감이 터져나오며 세상 모르고 단잠에 드는 경우도 흔하게 볼 수 있다.

몸과 마음을 괴리시키고 경직되게 만들어 잠을 못 자게 하는 가장 큰 원인은 우리가 가진 '욕심'이다. 물욕과 권세, 명예에 대한 욕망이 몸과 마음을 돌처럼 굳게 만들고 잠을 못 자게 만든다.

위의 진희이 선생의 시에 나오듯 '하찮은 일로 노기등등하여 논쟁하는' 마음만 버릴 수 있다면 당장이라도 깊은 잠에 빠질 수 있을 것이다.

마음속의 작은 욕망을 하찮게 여길 정도로 마음이 커지고 편안히 이완된다면 잠이 얼마나 흐뭇하고 달콤한지를, 얼마나 따뜻하고 포근한지를, 그리고 하루하루 괴롭고 힘든 인생의 행복이며 위안인지를 알게 될 것이다.

마음을 다스려 생명의 나무[木氣]를 살려라

선천(先天)의 오행생성(五行生成)론에서 물 속에는 일양(一陽)이 있고 불 속에는 이음(二陰)이 있어서 음과 양이 서로 교류하여 목(木)이 파생된다 하였다.

한의학에서 오행의 목은 주로 간을 뜻하는데, 간을 뜻하는 용어야 많겠지만 수화의 교합으로 이루어진 목으로서 보자면 핏덩이라

할 수 있다. 옛 의서에 이르기를 인체의 수화가 바르게 운행되면 병이 없다고 하였는데, 이는 피가 깨끗이 잘 돌면 병에 걸리지 않는다는 뜻이기도 하다.

이런 고리타분한 옛 사상을 꺼내드는 이유는 디톡스 관련 요법들이 앞으로 나아가야 할 방향을 제시해주고 있기 때문이다.

혈액을 맑게 하기 위해 노폐물과 어혈, 독소를 배설하는 하제(설사약) 같은 약물을 먹는다? 혹은 독소를 부항이나 사혈 등으로 뽑아낸다? 그리고 그렇게 하면 병이 사라진다?

옛 의서들은 혈액을 목의 파생으로 보는 원리를 두었는데, 그러한 관점에서는 모든 것이 의문일 뿐이다. 모두 일시적이고 대증적인 방법일 뿐 정답이 아니다.

어떤 음식과 약을 먹든, 부항을 뜨든, 하제를 사용하든, 상황에 따라 대증요법처럼 어느 정도 효능을 보이긴 하겠지만 근원을 치료하지는 못한다.

체내 독소를 빼내겠다는 생각으로 인위적인 방법을 사용한다 하여 독소가 제거되고 혈액이 맑아지는 것이 아니다.

수화의 운행이 바르게 이루어져야 생명의 목기(木氣)가 살아나 혈액이 맑아지고, 혈액이 맑아지면 인간의 몸은 스스로 해독과 자정작용을 한다.

생명력이 풍부해 맑고 깨끗해진 피는 혈관의 벽에 붙은 콜레스테롤과 노폐물, 독소들을 녹여서 오줌과 대변, 땀 등으로 배설하고 독소에 찌들었던 세포들에 활력을 준다. 그리고 굳어진 장부를 풀어주어 인체를 다시 순수한 상태로 되돌리며 재생시킨다.

그렇기에 근본적인 청혈의 방법은 수화의 운행이 바르게 이루어지도록 하는 것이다.

수화의 운행을 잘 이루어지도록 하기 위해서는 피 주머니인 간에 쌓인 독소를 풀기 위해 약을 쓰기도 하고 수승화강을 목표로 만들어진 공진단을 쓰기도 한다. 원기를 강화하기 위해 홍삼이나 녹용 등이 들어간 약물을 쓰는 등 여러 가지 방법이 있겠지만 그런 것은 어디까지나 인체 스스로의 회복을 돕기 위한 보조적이고 부가적인 것일 뿐이다.

수화의 운행이 바르게 되기 위해서는 우선 마음의 성냄, 탐욕 등을 버려야 한다. 희노애락에 지치지 않도록 쉬이 흔들리지 않는 마음을 가져야 한다.

마음으로 기(氣)를 다스리며,
마음으로 몸을 다스린다.

나의 몸은 내 마음이 형상화하여 드러낸 모습이다. 마음을 열지 않으면, 마음을 안정시키지 않으면, 그리고 얽매인 마음을 놓아주지 않으면 치료는 되지 않는다.

더구나 오래 앓는 병이나 난치의 질병은 사람의 마음을 삐뚤어지게 만든다. 비틀린 마음이 몸을 비틀기도 하고, 거꾸로 비틀린 몸이 마음까지 비틀리게 만들기도 한다.

몸과 마음이 비틀리고 나쁜 습관이 생기면 병을 만들고, 오랫동안 진행된 병은 나쁜 습관을 만든다. 그러므로 스스로 비틀린 모습을 깨닫고 바로 세우도록 노력해야 한다.

살고 죽는 것은 하늘의 뜻이다. 아무리 건강한 사람이라도 어느 날 갑자기 교통사고로 죽을 수 있고, 죽을 병에 걸려 의식까지 잃은 환자도 호흡기를 차고 영양제로 버티며 끝까지 살아남을 수 있다.

하늘이 내리고 걷어가는 생명은 인간의 힘으로 어찌할 수 없다. 하지만 건강함은 스스로의 노력으로 이루어지는 것이다. 속설로 '병 못 고치는 것은 게을러서 그러하다'는 말이 있는데, 비틀린 몸과 마음을 바로 하려는 노력이란 관점에서 건강을 보자면 맞는 이야기이다.

마음을 안정시키고 욕심을 버리며, 편안한 마음으로 조급함을 버리고, 산란하고 흩어진 마음을 하나로 모아[抱一] 흔들림 없이 지켜 나가는 것[守中]이 정화하고 해독하여 생명력을 회복하는 가장 중요한 길이다.

화산 진희이 선생의 수공결(睡功訣)

용이 원기의 바다로 돌아가니 양이 음 속에 깊숙이 잠기는구나.

사람들은 그것을 칩룡이라 부르는데, 나는 차라리 칩심이라 부를까.

조용한 침묵 속에 깊이 감추므로 이루니, 숨 쉬는 것이 깊고도 깊다.

흰 구름이 하늘 높이 누워 있는데 세상에 이것을 아는 사람이 없구나.

龍歸 元海, 陽潛 於陰 人曰 蟄龍, 我却 蟄心 默藏 其用, 息之 深深

白雲 高臥, 世無 知音

_진희의 선생의 칩룡법(蟄龍法) 중에서

반산옹(半山翁)이 시(詩)에서 말하기를,

세월을 잊은 듯한 화산 처사(진희이)의 여전한 용모를 보니

불로장생의 선방을 찾아다닐 것이 아니라, 잠 잘 자는 방법을 찾아

야 하겠구려!

華山 處士 如容 見, 不覓 仙方 覓 睡方

_왕안석(王安石)의 반산옹시(半山翁詩)

다시 태어나는
내 몸을 위하여,
생명의 기운[元氣]

Part.5

다시 태어나는
내 몸을 위하여, 생명의 기운[元氣]

정(精)은 몸의 근본이 되고 기(氣)는 신(神)을 주관하며 형체는
정신이 있는 곳이다. 때문에 정신을 너무 쓰면 부족해지고
정을 너무 쓰면 줄어들며 기를 너무 피로케 하면 끊어진다.
사람이 산다는 것은 정신이 있기 때문이고 형체를 유지하고
있는 것은 기가 있기 때문이다. 만약 기가 소모되면 몸도 쇠약하여
오래 살 수 없게 된다.
精者身之本氣者神之主形者神之宅也故神太用則歇精太用則竭氣太勞則絶
是以人之生者神也形之托者氣也若氣衰則形耗而欲長生者未之聞也

신명(神明)이란 생겨나게 하고 변화시키는 근본이며 정기(精氣)는
만물의 구성요소의 본체이다. 몸을 온전히 하면 생존하게 되고 정기를
보양하면 생명이 오래 보존된다 하였다.
神明者生化之本精氣者萬物之體全其形則生養其精氣則性命長存矣
_《동의보감(東醫寶鑑)》〈내경(內景)〉편 '신형(身形)' 중에서

인체의 항상성,
그리고 산과 알칼리의 불균형

인체는 언제나 항상성(恒常性)을 지니고 있다. 체온, 혈당과 호르몬, 혈압의 일정한 유지, 체액의 조절, 산과 알칼리의 균형 등 일정한 수치에서 약간이라도 변화가 온다면 그것이 곧 병적인 상태로 진단되기도 한다. 그래서 시중에는 알칼리 이온수를 먹어야 산성 체질을 개선할 수 있다든지, 산성화된 체질을 개선하기 위해서는 알칼리성 식품을 먹어야 한다는 등 확인되지 않은 이야기가 수도 없이 풍문처럼 떠돌고 있다.

하지만 먼저 알아두어야 할 것은 인체는 항상성을 지니고 있어서 언제나 산과 알칼리의 조화를 이룬다는 사실이다. 정말로 체내의 산과 알칼리의 부조화가 심각해졌다면 이미 생명체로서의 수명이 다한 상태라고 볼 수 있다.

그렇기에 정말로 산성화된 체질이 문제라서 알칼리 이온수나 알칼리성 식품을 많이 먹어 산이 중화되고, 그것을 넘어서 인체가 알카리화된 상태로 많이 기울어진다면, 그 알카리화된 체질도 건강에 큰 문제를 일으킬 것이다.

원기(元氣), 가지고 태어나는 생명의 기운

한의학에서는 이런 인체의 항상성을 인체의 원기(元氣)와 연관이 있다고 보았다. 원기는 생명이 본래 가지고 태어나는 선천의 기운으로, 수명이나 생명력과 직결된다.

풍족히 음식을 먹고, 좋은 물을 마시고, 보약을 먹는다 하여도 언젠가 인간은 죽고 만다. 아무리 기운이 나는 좋은 음식과 값비싼 약재들을 먹어도 원기가 소진되면 수명이 다하여 죽음을 피할 수가 없다.

우리가 좋은 음식을 먹고 좋은 보약을 섭취하는 것은 한정적인 원기를 최대한 보호하여 생명력의 소진을 더디게 하자는 데 있다. 그리고 이러한 원기를 보강하는 대표적인 한약재로 '인삼'을 들 수 있다.

의서에 나오는 인삼은 사실 재배가 본격적으로 이루어지기 이전 기록에서는 산삼을 말하는 것으로 지금의 밭에서 재배된 인삼이나 홍삼과는 약효면에서 차이가 크다. 그러나 어찌 되었든 대량재배가 이루어지고 과학적인 연구가 진행되면서 인삼의 신비가 일부 벗겨지고 있는데, 인삼의 가장 특이한 효험은 인체의 항상성을 유지시켜준다는 것이다.

혈압이 낮은 사람은 혈압을 높여 정상화하고, 혈압이 높은 사람은 혈압을 낮춰 정상화시키며, 그 자체로는 체온의 변화를 주지 않지만 외부의 환경에 대해서는 체온을 정상적으로 유지시키려 하는 작용이 있다는 것이 현대 과학으로 밝혀졌다.

이와같은 인삼의 효능에서 알 수 있듯이, 한의학에서는 인체의 항상성을 유지시키는 것을 수명을 보전하고 병에 걸리지 않는 방법으로 보았고, 장부의 균형을 이루고 보사(補瀉)의 개념으로 환자를 치유하였다.

또한 생명의 근원적 흐름을 연구하던 연단에서는 인체의 이러한 항상성을 무너트리려는 환경적 변화나 심적 변화가 사람이 본래 가지고 태어나는 선천의 원기(생명력)를 소모시키고 결론적으로 노화(老化)를 일으켜 죽음에 이르게 한다고 생각하였다.

그렇기에 이러한 근본적인 생명력을 무시하고 산성과 알칼리성으로 단순히 구분하여 그 균형이 무너질 정도로 확연히 치우치게 섭취하여 인체를 변화시키려 하는 것은 상당히 위험한 발상이다.

인체를 급격히 변화시킬 위험이 있는 한 가지 음식이나 물에 치우치는 건강법들보다는, 인체가 필요로 하는 여러 가지 좋은 영양소를 되도록 오염되지 않은 것으로 선별하여 골고루 먹어주는 것이 도움이 될 것이다.

또한 음식들과 물만을 통해서 체액의 균형과 인체의 항상성을 유지하려 하기보다는 심적인 안정을 취하는 것이 더욱 중요하다.

스트레스를 받은 인체는 독소를 다량 분비하고, 내분비나 체열의 변화 또한 급격하고 격렬하다. 그만큼 심적인 작용이 인체의 항상성에 깊은 영향을 준다는 뜻이다. 아무리 좋은 음식을 먹는다고 하여도 편안한 마음으로 깊게 숨 쉬며 푹 잠드는 것만 못하다는 것을 알아야 한다.

체액의 불균형, 그 시작은 육류

우리의 체액은 평소 약알카리성을 유지하고 있는데, 동물성 지방과 단백질을 자주 섭취할 경우 산성으로 변화하려 한다.

그럴 경우, 인체는 뼈에서 칼슘이나 마그네슘 등의 성분을 사용하여 체액을 균형적으로 유지하려고 하게 된다. 그래서 칼슘이 빠져나간 인체는 골다공증에 걸리기 쉽다.

뿐만 아니라 인간은 육식동물과 달리 육류를 소화시키며 생성되는 요산을 분해하는 효소가 분비되지 않는다. 요즘처럼 육류의 섭취가 급격하게 늘어난 상황에서 요산에 의한 통풍(痛風)이 유행하는 것은 어찌 보면 당연한 일이다. 육류는 키우는 과정에 사용되는 합성 항생제와 호르몬제의 독소 문제를 떠나서 요산분해 효소가 없는 사람이 자주 먹을 만한 음식이 아니다.

하지만 복잡다난한 현대사회를 살아감에 있어서 스트레스로 지친 심신에 일과 후 삼겹살에 소주 한 잔, 혹은 치킨에 맥주 한 잔은 참을 수 없는 유혹으로 다가온다. 그 유혹에서 벗어나기 쉬운 사람은 별로 없다.

사실 육류를 섭취하면 기운이 나고, 활력이 생기며 스트레스도 어느 정도 해소되는 느낌이 있다. 과량의 섭취는 문제가 되지만 생명 활동에서 육류는 절대적으로 필요한 영양소이기도 하다. 그러므로 육류의 섭취를 금하는 것을 권고하는 건강법들은 그 나름대로 또 다른 문제점을 안고 있는 것이다.

그렇기에 무엇보다 스스로 육류의 필요성과 해악성을 모두 알고, 적절히 조절하여 자신의 상태에 맞게 먹는 것이 중요하다.

예를 들어 육류를 먹을 때 충분한 양의 채소(상추, 깻잎, 마늘, 풋고추, 양파, 파 등)를 함께 곁들이는 것은 육류의 섭취량을 줄일 수 있고, 곁들이는 채소가 육류의 섭취로 인한 산성화나 독소를 제어할 수도 있다. 육류 자체도 되도록 법제되거나 푹 삶아서 몸에 좋지 않은 기름기를 제거한 뒤 먹는 것이 좋은 방법이다.

체액의 불균형이 일으키는 가장 큰 원인, 스트레스

체액이 불균형을 일으켜 인체의 항상성을 저해시키는 원인은 위에서 말한 과도한 육류의 섭취와 과자와 빵, 인스턴트 음식들을 꼽을 수 있겠지만, 다른 무엇보다 심리적인 스트레스를 가장 큰 원인으로 볼 수 있다.

스트레스를 받아 긴장 상태가 이어지면 아드레날린(adrenalin)같은 신경전달물질이 분비되고, 이에 심장박동이 빨라지며 혈압이 올라가 인체는 흥분 상태를 유지하게 된다.

이 경우 체내의 활성산소가 다량 발생하는데, 과잉생산된 활성산소는 정상세포를 파괴하고 DNA까지 손상을 입혀서 노화를 촉진하는 것은 물론이고, 암이나 심근경색, 동맥경화, 아토피 등 여러 가지 질병의 원인이 되기도 한다.

그리고 한의학적인 관점에서 보자면 이러한 긴장된 상태가 계속 유지되면 인체는 항상성을 유지하기 위해 지속적으로 생명력인 원기를 소진할 수밖에 없다.

모든 생명체에게 존재하는 활성산소는 본래 곰팡이 같은 이물질이나 세균을 사멸하기 위해 분비되는 생명활동에 있어 매우 중요한 물질이다. 하지만 과도하게 긴장되고 스트레스 상태가 유지되면 그 역할이 생명활동이 아닌 자기 자신을 공격하는 데 쓰이는 것이다.

활성산소의 과도한 발생 원인은 스트레스와 흡연, 음주, 과식, 각종 화학물질에 의한 환경오염 등으로 볼 수 있는데, 스트레스를 받은 상태에서 그것을 풀기 위해 술을 마시고 담배를 피며 화학물질로 도배된 음식과 산성화시키는 육류를 배부르게 먹는 것이 지금의 세태이다 보니 걱정될 수 밖에 없다.

항산화 작용을 높여 원기를 보전한다

체내에는 산화물질과 항산화물질이 적절한 비율로 균등을 이루고 있는데, 스트레스 등의 여러 가지 원인으로 이 균형이 깨어지며 발생한 현대의 질병은 그것을 치료함에 있어서도 원인을 파악하고 거기에 맞추어 대응해야 한다.

우선, 스트레스 상황을 지혜롭게 벗어나는 것이 가장 중요하겠지만 이를 보조해주는 식단의 변화도 중요하다. 항산화물질의 대표적인 것은 잡곡들과 나물을 들 수 있는데, 나물의 경우 데치고 법제하는 과정에서 플라보노이드와 카로티노이드 같은 생리활성물질이 몇 배 늘어나 풍부해지는 것이 과학적으로 증명되었다.

그 외에 컬러푸드로 유행하고 있는 천연색소와 비타민C가 다량 들어가 있는 과실류가 있는데, 김, 파래, 톳, 다시마 등의 해조류에도 상당히 많은 항산화물질이 들어 있다.

식사할 때마다 잡곡밥과 나물, 제철의 과실, 해조류를 골고루 섭취하는 것이 항산화 능력을 높이는 좋은 방법이다.

그리고 이러한 체액불균형으로 인한 현대의 상황에서 한의학적 방향으로 주목해 볼 것은 사상체질에서 말하는 태양인이다.

태양·태음·소양·소음으로 이루어져 있는 사상체질은 이미 일반인들도 상식으로 알고 있을 만큼 널리 퍼져 있고, 전문적으로 연구하는 한의사분들도 많이 있는 것으로 알고 있다.

이런 사상체질 중 비중이 제일 작다고 알려져 있어 사람들의 관심을 별로 받지 못하는 체질은 태양인이다. 그런데 흥미로운 것은 태양인의 병증을 보자면, 스트레스와 비슷한 상태인 상기증, 하지가 무력해지는 해역증, 구토와 소화불량인 열격반위증 등 현대인의 스트레스에 의한 불안증과 전신에 힘이 없는 만성피로, 잦은 회식과 술자리로 인한 소화불량 등 매우 유사한 상황을 보인다.

여기에 한 가지를 덧붙이자면 스트레스나 잘못된 식생활과 독소로 오염된 환경이 아니더라도 지나치게 과도한 운동을 행하는 경우 체액의 불균형이 이루어지고 체질과 상관없이 하지무력과 소화불량, 상기증 등이 나타날 수 있다.

건강을 지키기 위해서 혈행 등을 개선하는 좋은 방법이 바로 운동이지만, 그것이 과하거나 지나칠 때는 역으로 활성산소를 다량 발생시켜 질병을 일으킬 수 있기 때문이며, 이러한 체액불균형의 증상은 태양인의 증세와 매우 흡사한 상황을 보여준다.

원기를 소모하지 않고 보전하기 위해서는 인체의 항상성이 유지되어야 하는데, 지나친 운동 또한 체액의 불균형을 일으켜 원기를 소진시키는 원인이 되는 것이다.

그렇기에 격렬한 운동보다는 체력적으로 여유가 있도록 부드럽고 차분한 호흡이 이루어지는 유산소운동을 해야 하며, 운동선수와 같이 격렬한 운동을 해야 하는 경우에는 인체가 항상성을 가지도록 중간중간 충분한 휴식과 비타민C 등의 항산화물질이 많은 과실류를 먹어주는 것이 좋다.

그리고 지금까지 말한 스트레스, 과도한 운동, 독소로 인한 체액의 불균형으로 원기의 소진이 이어지는 상황에서 한의학적 기미와 과학적 성분학으로도 어느 정도 유용성이 있는 아래의 태양인 약재와 식품들을 한번 돌아보고 응용할 만하다 할 것이다.

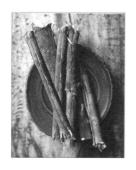

① 오가피 - 오가피에 함유되어 있는 항산화물질인 아카토사이트는 신진대사를 촉진한다고 알려져 있으며, 예로부터 운동을 하거나 무술을 연마하는 사람들이 상시 차로 복용하였던 식물이다. 무가(武家, 무예를 수행하는 이들)에서는 오가피를 차로 달여 복용하면 체력도 떨어지지 않고 지치지 않는다 하여, 집마당에 오가피를 심는 이들이 종종 있었다.

오가피는 잎의 모양이 인삼과 비슷하여 혼동되기 쉬운 식물이다. 인삼이 풀로 자란다면, 오가피는 나무로 자라는 식물이다. 인터넷에서 축구선수들이 체력보강을 위해 복용하였다거나, 동물실험에서 체력치가 올라갔다는 이야기를 쉽게 접할 수 있을 정도로 근육활동으로 인한 체액 불균형과 피로를 푸는 것이 어느 정도 증명되어 있다.

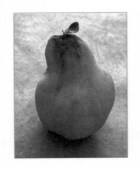

② 모과 – 은은한 향기를 주어 실내나 자동차에 천연방향제로 많이 쓰이는 열매로, 항산화물질인 폴리페놀이 상당히 많이 들어 있는 식품이기도 하다. 그 향기로 인해 술을 담가 먹거나, 차로 마시고 음용하는데, 한의학에서는 서근활락약(舒筋活絡藥)으로 근육과 관절의 울체된 기운을 풀어주며, 근육통과 관절통 완화에 효과가 있다고 알려져 있다.

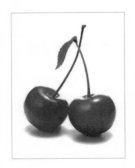

③ 앵두(앵도육), 체리(서양 앵두) – 앵두는 어렸을 적에는 쉽게 볼 수 있었으나, 지금은 시장에서도 찾기 힘든 과실이 되었다. 그래서 실제 이용하기가 쉽지가 않다. 하지만 비슷한 수입 과일로 체리(Cherry)가 있다. 체리는 앵두보다 크기가 두 배 정도 큰데, 체리 속에 들어 있는 안토시아닌이라는 항산화물질은 인체 내의 요산염(尿酸鹽, Urate)을 제거시켜 줌과 동시에 통증과 염증도 경감시켜 준다. 요산을 분해하는 효소가 없는 우리에게 과도한 육류 섭취로 인해 생성된 요산을 배설시킬 수 있어 체액 안정에 큰 도움을 줄 것이라 생각된다.

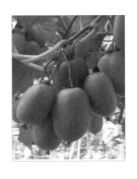

④ 다래(미후도), 키위(양다래) – 다래는 성질이 차고, 맛은 시고 달며, 심한 갈증을 멎게 하여 열기운이 몰린 것과 반위를 치료하는 약재로 쓰였다. 그런데 현재는 다래 역시 시장에서 구하기가 쉽지 않은 과실이 되었다. 다행히 대용품인 키위(양다래)는 마트 등에서 쉽게 구할 수 있으니 그것으로 대체해도 괜찮다. 키위를 많이 재배하고 있는 뉴질랜드에서는 키위가 항산화 기능이 뛰어나고 인체의 DNA 손상을 막는 데 유용하다고 선전하고 있다. 비타민C는 오렌지의 2배, 비타민E는 사과의 6배가 들어 있어 영양학적인 면에서도 뛰어나며, 가정에서는 키위를 갈아서 육류를 연화시키는 데도 많이 사용하고 있다.

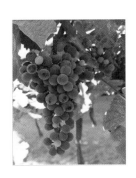

⑤ 머루(산포도), 포도 – 항산화물질인 폴리페놀과 안토시아닌, 레스베라톨을 풍부하게 함유하고 있어, 활성산소를 감소시켜 동맥경화와 심장병을 예방하는 작용이 있다고 알려져 있다. 그 외 딸꾹질이나 구역질을 멈추고 오줌이 잘 나가게 하는데, 한의학에서는 포도나 머루의 뿌리를 약재로 사용한다.

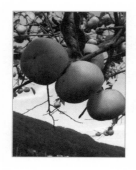 ⑥ 감, 감잎(시엽), 감꼭지(시체) - 감에는 비타민C가 사과의 6배가 들어 있고 감잎에는 레몬의 20배가 들어 있을 정도로 풍부하다. 그 외에도 플라보노이드와 카테킨 계열의 항산화물질을 많이 함유하고 있다. 민간에서는 숙취해소에 많이 사용된다.

면역, 원기(元氣)의 또 다른 이름

인체는 어느 한 방향으로 계속 노력하면 건강해지는 그런 단순한 구조로 되어 있지 않다.

다리나 팔 등 한 가지 부분만 단련하는 격렬하고 과격한 운동은 활성산소를 다량 발생시키고 세포에 손상을 줄 수 있지만 가벼운 유산소운동과 부드럽게 관절을 펴고 스트레칭하는 전신운동은 인체를 순환시키고 체력을 올려 면역력을 증진시킨다. 그리고 이러한 운동을 통해 스트레스의 해소 효과도 얻을 수 있다.

음식도 여러 종류의 잡곡과 여러 종류의 산나물, 어류와 육류, 해조류와 과실류가 고루고루 섭취되어야만 건강에 도움이 되는 것이지, 특정하게 한 가지만 몸에 좋다 하여 과하게 섭취하면 체액의 불균형을 일으켜 문제를 일으키게 된다. 무엇이든 과하면 좋지 않다는 뜻이다.

현대인의 생활에서는 음식을 적게 먹어서 일어나는 문제보다는 과식으로 인해 인체를 산화시키는 문제가 더 크다. 또한 천연물이라면 절대적으로 어떤 것은 좋기만 하고 어떤 것은 나쁘기만 한 경우는 거의 없다.

산화과정도, 환원과정도 모두 인체가 스스로 필요로 하여 생명활동의 현상으로 일어나는 것이므로 특정하게 치우치면 그것이 문제가 되고 질병을 발생할 수 있는 원인이 된다.

인간은 생명활동으로 이루어지는 산화와 환원의 균형을 통해 병에 대한 면역력을 갖게 되었고, 이러한 면역력을 옛사람들은 원기의 작용이라고 보았다.

원기의 작용(면역력)은 자연스러움을 거슬렀을 때, 문제가 일어난다. 생명체는 스스로 살아갈 길을 찾는데 한쪽으로 치우치고 불균형해져 자연스러움을 벗어났을 때, 면역력이 약화되고 병에 걸리게 되는 것이다.

절대로 피해야 할 식품첨가물, 트랜스지방

생명은 자연히 자신에게 좋은 음식, 필요한 영양소를 찾게 되어 있다. 우리가 따로 특정한 음식물이나 약물을 섭취하지 않아도, 골고루 잘 섭취한다면 스스로의 필요한 것은 흡수하고 그 과정에 발생한 독소와 불필요한 것은 배설하며 생명활동을 유지하게 된다.

즉, 특정한 것을 과하게 섭취하는 것만 아니라면 특별히 피할 필요 없이 인체가 알아서 소화 · 흡수 · 배설의 과정을 통해 생명력을 유지시켜 주는 것이다.

그런데 이러한 인체의 작용기전을 완벽하게 흐트러뜨리는 물질이 존재하는데, 그것이 식품에 첨가되는 화학합성물이다.

마트에 가면 화학합성 조미료로 맛을 내고 합성색소로 빛깔을 내고, 인공향을 첨가하여 식품이라고 버젓이 유통되고 있는 가공식품들을 얼마든지 접할 수 있다.

우리가 매일매일 섭취하고 있는 화학합성물질이 얼마나 되는지, 현재는 가늠하기도 어려울 정도이다.

과자나 탄산음료, 햄과 냉동식품 같은 유해성이 알려진 제품들은 물론이고 전통 발효음식으로 몸에 좋아야 할 막걸리조차 합성감미료로 감미를 만들어 인체에 혼란을 야기시키는 상황이다.

식품첨가물로 낸 맛들이 몸에 큰 해가 없다고 알려져 있다고 해서 우습게 보아서는 안 된다. 인간이 영양소를 소화 흡수하고 배설하는 생명활동은 이 '맛'이라는 부분을 중심으로 이루어지기 때문이다. 맛은 생명활동에 있어서 매우 중요한 감각기관이다.

생명력이 높은 음식일수록 부드러우면서도 뛰어난 맛을 지니게 되는데, 이는 수년간 재배한 인삼과 야생에서 수십 년 이상 자라난 산삼의 맛을 비교해보면 확연히 알 수 있다.

생명력이 강한 산삼은 인삼보다 훨씬 부드럽고 깊은 향을 지녔고,

맛 또한 더 진하고 상큼하게 느껴지게 된다. 실제로 산삼을 먹어보고 인삼을 먹으면 마치 고구마를 먹는 기분이 들 정도이다.

옛사람들이 법제를 하고, 조리를 하고, 발효를 시키고, 숙성시키고, 그리 어렵게 음식을 만들었던 것은 건강을 지키고자 섭생하는 면도 있었겠지만, 좀 더 좋은 맛을 추구하기 위해서였다고 해도 과언이 아니다.

그런데, 이러한 맛을 통해 이루어지는 인체의 작용기전을 완벽하게 무너트리는 물질이 오늘날 광범위하게 퍼져 있는 식품첨가물들이다. 화학합성으로 만들어 낸 식품첨가물들은 생명체가 태어나면서부터 생존을 위해 존재하는 모든 감각과 조절기능을 망가지게 하는 것이다.

단지 어느 정도 실험을 통해 안전성이 검증되었다고 주장하는 것은 인간이 가지고 있는 미각, 후각, 시각을 통한 음식에 섭취에 대한 감각과 조절기능을 무너트린다는 점을 감안하지 않은 판단인 것이다.

인간은 정제염과 정백당, 그리고 화학조미료와 각종 식품첨가물로도 부족했는지 최악의 지방을 통해 특수한 맛을 만들어내었다.

그것이 바로 식물성 경화유이다. 세상에 존재하지 않았던 이 지방은 고소하고 깊고 부드러운 식감으로 각종 음식들에 첨가되었다.

대부분의 식용기름들은 헥산(hexane)을 용제로 하여 처리한 후에 대량 추출해 고압, 고열을 가해 용제만 증발시켜 만든다. 이러한 손쉬운 제조과정 중에 식품 가공업자들은 액체의 불안정한 기름을 고체의 안정된 지방으로 바꾸려는 노력을 해왔고, 지방산 구조의 빈 자리에 인공적으로 수소를 집어 넣는 이른바 '수소 첨가반응'을 통해서 인공적인 포화지방산을 만드는데 성공하였다. 이를 인공 경화유라고 하며, 대표적인 상품으로는 마가린과 쇼트닝이 있다.

그런데 이 과정은 기름으로서는 매우 혹독한 시련을 겪는다. 산소와 고온에 산화되고 변질되기 쉬운 기름에 200도 이상의 열을 가하고 니켈과 같은 금속성 촉매도 넣어 강제로 반응을 시킨다. 이 방법은 생산량이 많고 보관이 손쉽기 때문에 많이 활용되고 있으나, 이렇게 추출된 기름은 우리 몸에 굉장히 나쁜 트랜스지방산이라는 성분이 된다.

식물성 경화유는 지금까지 자연계에 전혀 존재하지 않았던 물질이다. 인간이 화학적 처리방법으로 만들어낸 새로운 종류의 지방으로 인체는 미각을 통해 맛있고 좋은 음식으로 잘못 인식하고 유입된 이 생소한 물질을 어떻게 처리해야 하는지 혼란이 오게 된다.

더구나 불포화지방산이 생리적 반응으로 기능해야 할 곳에서, 트랜스지방이 자리를 차지하고 있으면 심각한 문제가 생기게 된다.

그리고 트랜스지방은 한 번 자리 잡으면 체외로 잘 배출되지가 않는다. 그래서 다른 이름으로 '플라스틱지방'이라고 부르기도 한다.

세포막이 제 기능을 하지 못하여 노폐물 배설을 못하게 되는 것이다. 트랜스지방은 우리 몸에 심장병이나 동맥경화증을 일으켜 심장마비나 뇌졸중을 일으키는 것으로 알려진 저밀도 단백질 지질을 증가시키며, 좋은 콜레스테롤(HDL)의 수치를 떨어뜨리고, 나쁜 콜레스테롤(LDL)을 높이며, 인슐린저항성을 불러와 당뇨병을 일으킬 수도 있다.

마음을 다스리는 처방, '중화탕'

《활인심방(活人心方)》은 중국 명태조 주원장의 열여섯째 아들인 주권(朱權)이 지은 《활인심(活人心)》에서 유래된 것으로, 퇴계 선생이 이를 번역하고 자신이 생각한 내용을 덧붙여 건강과 장수의 방법을 담아 만든 것이다.

《활인심방》의 서문에는 '중화탕(中和湯)'이라는 마음을 다스리는 처방이 나온다. 중화탕은 30가지의 마음이라는 무형의 약재로 만든 보약이다. 퇴계는 모든 병의 근원이 마음에서 비롯되니 약을 쓰기 이전에 마음을 먼저 다스려야 한다고 말하면서 마음을 다스리는 약으로 중화탕을 처방한 것이다. 이는 의원이 치료하지 못하는 모든 병을 치료할 수 있다.

중화탕의 재료로 쓰인 30가지의 마음은 다음과 같다.

1. 思無邪(사무사) : 마음에 거짓을 없애라.
2. 行好事(행호사) : 좋은 일을 실천하라.
3. 莫欺心(막기심) : 자기 마음을 속이지 마라.
4. 行方便(행방편) : 적절한 방법을 이용하라.

다시 태어나는 내 몸을 위하여 · 생명의 기운[元氣]

5. 守本分(수본분) : 자기의 본분을 지켜라.

6. 莫嫉妬(막질투) : 시기하고 샘내지 마라.

7. 除狡詐(제교사) : 교활하고 간사한 꾀를 짓지 마라.

8. 務誠實(무성실) : 정성스럽고 참되도록 힘써라.

9. 順天道(순천도) : 대자연의 도리에 순응하라.

10. 知命限(지명한) : 수명에 한계가 있음을 알라.

11. 淸心(청심) : 마음을 맑게 하라.

12. 寡慾(과욕) : 욕심을 적게 하라.

13. 忍耐(인내) : 참고 견뎌라.

14. 柔順(유순) : 부드럽고 순하라.

15. 謙和(겸화) : 겸손하고 화목하라.

16. 知足(지족) : 만족할 줄 알라.

17. 廉謹(염근) : 청렴하고 삼가라.

18. 存仁(존인) : 어진 마음을 보전하라.

19. 節儉(절검) : 절약하고 검소하라.

20. 處中(처중) : 치우치지 말고 중용에 머물라.

21. 戒殺(계살) : 살아 있는 목숨을 해치지 않도록 경계하라.

22. 戒怒(계노) : 분노하지 않도록 경계하라.

23. 戒暴(계폭) : 사납게 굴지 않도록 경계하라.

24. 戒貪(계탐) : 탐욕을 경계하라.

25. 愼篤(신독) : 신중히 생각하고 성실히 행동하라.

26. 知機(지기) : 사물의 기미를 포착하라.

27. 保愛(보애) : 자기의 양심을 지키고 사랑하라.

28. 恬退(염퇴) : 명리에서 물러날 때 미련 없이 물러나라.

29. 守靜(수정) : 번뇌를 없애고 본 마음을 지켜라.

30. 陰櫛(음즐) : 남모르게 도와라.

퇴계는 이 30가지 약을 잘 씹어 잘게 만든 다음 심화(心火) 한 근과 신수(腎水) 두 대접을 써서 약한 불로 반이 되도록 연속해서 은근히 다린 뒤에 수시로 따뜻하게 복용하라고 했다. 이것을 복용하면 원기를 굳건히 보존하고 나쁜 기운이 침범하지 못해 병이 생기지 않고 오래도록 편안하게 살아갈 수 있다고 말이다.

독소로부터 나와
가족을 지키는 지혜,
K-Detox
(한국형 청혈 · 해독 프로그램)

Part.6

독소로부터 나와 가족을 지키는 지혜,
K-Detox(한국형 청혈 · 해독 프로그램)

공해와 오염으로 인한 독소에 노출된 우리들이 스스로 살아가기 위해 선택하는 길 중 하나가 바로 디톡스 요법들이다. 한마디로 외부로부터 유해물질이 몸 안으로 들어오는 것을 최대한 막고, 몸에 쌓인 노폐물의 배출을 촉진하는 것으로 서양에서 알려진 디톡스 요법들이 최근에는 우리나라에 건너와 유행하고 있다.

이러한 디톡스 요법들은 대부분이 극단에 치우친 식단이나 배설작용을 통해 몸속 깊은 곳에 축적돼 있는 독소들을 빼내는 것이 목적이다. 그렇기에 처음부터 누누이 말했지만 인체에 무리하게 영양섭취를 제한하고 배설만을 시키려 하는 방법으로는 그 순간의 효과는 있을지 몰라도 장기간 행할 경우 인체에 무리를 줄 수밖에 없다. 그리고 깊은 곳에 쌓인 노폐물을 배출하기에는 한계가 있다.

이에 우리의 실정에 맞으면서도 지속적으로 행해도 인체에 무리가 가지 않으며 깊은 곳에 있는 독소까지 자연스럽게 배설해낼 수 있는 방법을 한의학의 관점에서 연구하여 이 책을 진행하게 되었다.

우리의 실정에 맞는 한국형 디톡스 요법을 시행하기 전, 먼저 알아야 할 것은 어째서 현재의 우리가 독소를 원활히 배설하지 못하고 있는지, 그 원인과 이유부터 찾아 교정해 가는 것이 중요하다.

현대인들이 먹고, 마시고, 입고, 생활하는 것 자체가 독소가 과잉 축적될 수밖에 없는 상황이라는 것은 앞서 여러 차례 설명했지만 그러한 외부의 문제뿐만 아니라 우리들 자신의 내부 문제 또한 존재하고 있음을 깨달아야 한다.

아무리 좋은 것을 먹고, 좋은 공기를 마시고, 생활공간조차 검증된 친환경 재료들로 이루어졌다고 할지라도 인체가 가지고 있는 본래의 독소 배출 시스템을 활성화시키지 않는다면 그러한 방법들은 큰 효용성을 갖기 어렵다.

이러한 내부적으로 독소의 배출을 저해시키는 가장 큰 문제를 들자면 우리가 복잡한 사회의 구조 때문에 극심한 심리적 스트레스 속에 살아가고 있으며, 또한 자동차와 사무실 생활 등으로 옛날에 비해 운동량이 현저히 부족하다는 점이다.

먼저, 먹는 것으로만 모든 것을 바로 잡을 수 없다는 것을 깨달아 의지를 세우고 몸과 마음을 다잡아 자신을 단련해야 한다. 그리고 수십 년간 쌓인 독소가 하루아침에 모두 분해되어 배설될 수 없음을 인지하고, K-Detox 요법을 지속적으로 꾸준히 해나가는 것이 중요하다.

우선 K-Detox를 통해 몸과 마음을 회복한 사람들의 이야기를 들어보고 K-Detox를 위한 준비와 실행 지침을 설명하겠다.

K-Detox로
몸이 회복된 사람들의 이야기

사례 이해를 위한 검사 수치 용어들

• 간기능 검사 수치 : AST(SGOT)와 ALT(SGPT), γ-GT(GGT)

간기능 검사는 간세포에서 생산되는 효소를 포함한 많은 종류의 단백질과 이와 관련된 물질들을 측정함으로써 이뤄지며, 간의 상태를 반영하는 지표로 이용된다.

간기능 검사 수치는 간세포의 손상이나 담즙 배설장애, 감염, 악성 종양 등에 의해 변화할 수 있다. 간세포가 손상되면 AST(SGOT), ALT(SGPT)이 상승되고, 담즙 배설장애가 있는 경우 γ-GT(GGT)가 상승한다.

다른 원인에 의해서도 간기능 검사 수치가 변화할 수 있는데 AST(SGOT), ALT(SGPT)의 경우 급성간염과 알코올성 간질환, 간독성 약물 복용, 비알코올성 지방간, 과체중에서 증가할 수 있다. γ-GT(GGT)는 알코올, 과체중 약물인 테오필린(theophylline)과 페니토인(phenytoin)에 의해 상승될 수 있다.

• 당뇨 검사 수치 : 혈당 글루코스(glucose), 당화혈색소(HbA1c)
혈액 내의 혈당을 검사하는 것은 당뇨병이나 당 대사에 이상을 일으키는 각종 질환의 진단 및 치료 경과의 관찰 필수적이다. 검사 방법은 비교적 간단하며, 글루코스(glucose)의 수치로 나타난다. 당화혈색소(HbA1c)는 적혈구 내 당화혈색소 수치로, 적혈구의 수명이 120일 정도이므로 측정 시부터 과거 3~4개월간의 평균 혈당치를 반영한다. 식사나 여러 가지 조건에 변동이 없기 때문에 당뇨병의 장기적 조절 지표로 아주 유용하며, 당뇨병 환자의 만성 고혈당 정도를 정확하게 측정할 수 있다.

Case ❶ 내 몸에 쌓여 있던 독소가 빠져나가는 현상을 체험했다

• 나이, 성별 : 39세, 남성
• K-Detox 실행 이전의 몸 상태 : 고혈압, 당뇨, 고지혈증, 고도 비만, 간기능 이상

L씨의 몸에 문제가 생긴 것은 2011년 중순경부터였다. 연초부터 계속되는 과로로 인해 심한 피로를 느끼는 상황에서 상한 삼계탕을 먹게 된 것이 화근이었다. 식사 도중 맛이 이상함을 느끼고 먹지 않았으나 이미 피로에 지친 그의 간은 상한 음식을 해독할 만한 여유를 갖지 못하고 있었다.

그 후로 지속적인 소화불량과 트림이 발생하였다. 속이 좀 불편한 것이라 조금 지나면 좋아질 것이라 생각하였으나, 시간이 흐를수록 더부룩함이 점점 심해지고 비린 것이나 느끼한 것을 먹으면 구토를 하기 시작했다.

2011년 9월 28일 내원한 L씨의 혈액 검사상 중성지방 수치가 254mg/dl(정상 수치 200mg/dl)가 나왔으며, 간기능 검사상 AST(SGOT) 수치가 76lu/l(정상 수치 8~35lu/l), ALT(SGPT)수치가 88lu/l(정상 수치 10~40lu/l), γ-GTP(GGT) 수치가 103lu/l(정상 수치 60lu/l)로 간기능에 문제가 확연히 보이게 나왔다.

가장 심각한 부분은 혈당이었다. 혈당 수치(Glucose)가 397mg/dl(정상 수치 공복 시 100~120 mg/dl 이하, 식후 2시간 후 200mg/dl 이하)로 측정된 것이다. 그의 극심한 피로감은 당뇨가 큰 영향을 끼친 것이라 판단되었다.

또한 혈압은 수축기 혈압은 150mmHg(정상 참고치 120mmHg 미만), 이완기 혈압 104mmHg(정상 참고치 80mmHg 미만)으로 측정되어 고혈압으로 진단할 수 있었다.

그뿐 아니라 L씨는 신장 178cm에 체중이 118.8kg으로 고도비만이었다.

이에 진단을 받고 스스로 상태가 생각보다 좋지 않음을 인식한 L씨는 금주를 하고 음식을 조절하였다. 그리고 과로를 피해 휴식을 취하는 등 치료를 하기 위해 노력을 하였고 약간은 효과를 보는 듯 했으나, 여전히 피로가 심하고 구토증상이 계속되고 있는 상황이었다.

나름 여러 가지 노력을 하였지만 같은 해 10월 말경에 다시 측정한 검사상 수치도 거의 동일하였다.

이제는 내원하며 당뇨와 간에 대한 처방약을 복용해야 하지 않을까를 고민하였으나 마침 학회에서 진행하는 K-Detox 식이요법과 더불어 보조처방을 복용하면서 관리하기로 했다.

3개월간 음식을 조절하고 보조처방 등을 통해 K-Detox로 관리한뒤 2012년 3월 5일 검사상 수치는 중성지방 수치가 118mg/dl로 정상으로 개선되었으며, 간기능 검사상 AST(SGOT) 수치가 35Iu/l, ALT(SGPT) 수치가 49Iu/l로 정상에 근접하게 개선되었다. γ-GTP(GGT) 수치는 35Iu/l 로 정상 회복되었다.

가장 심각했던 혈당 수치인 글루코스 수치는 119mg/dl 로 거의 정상에 가깝게 개선된 상태로 측정되었다.

혈압은 수축기 혈압은 140mmHg, 이완기 혈압 90mmHg으로 측정되어 개선되고 있었다. 고도비만이었던 체중은 106.5kg으로 무리를 주지 않으며 점차 개선되고 있었다.

그리고 내원한 L씨는 이러한 수치상의 개선점보다 몸으로 느껴지는 호전 반응에 상당히 고무되어 있었다. 악취가 심하게 나는 다량의 검푸른 변을 자주 보며, 변을 본 뒤에는 어떨 때는 간이 있는 오른쪽 옆구리가 파스를 바른 듯 시원한 기분이 몇 시간씩 가기도 했다.

L씨는 몸속의 독소가 배변을 통해 빠져나오는 것 같다고 이런게 어떻게 가능하냐며 흥분해 말하기도 했다.

대변뿐 아니라 소변이나 땀 냄새도 상당히 독해지고, 한동안 옆구리가 가끔씩 욱신거리고나면 여지없이 검거나 미끌한 녹색변을 보았다고 한다.

이러한 눈에 보이는 호전 반응과 실질적인 혈액 검사상의 정상화로 치료에 믿음을 갖게 된 L씨는 이후에도 지속적인 관리를 하였으며, 다시 2012년 5월 18일에 측정한 수치에서 검사상 중성지방 수치가 85mg/dl로 개선 유지되고 있었다. 간기능 검사상 AST(SGOT) 수치가 27Iu/l, ALT(SGPT) 수치가 27Iu/l로 정상으로 개선되었으며 γ-GTP(GGT) 수치는 38Iu/l로 정상 유지되고 있었다. 가장 심각했던 글루코스 수치는 90mg/dl로 측정되어 완전히 정상을 회복한 상태였다.

혈압은 수축기 혈압은 130mmHg, 이완기 혈압은 80mmHg로 측정되어 상당히 개선되었다. 또한 시작할 때 118.8kg이었던 체중은 97.78kg으로 고도비만에서 일반비만 수준으로 개선되었다.

특히 인상적인 부분은 특별히 시간을 내어 운동을 행하지 않았음에도 6개월간 지방량은 48.2kg에서 25.2kg으로 23kg 가량 감량되었으나 근육량은 오히려 39.9kg에서 41.3kg으로 소폭 상승했다는 부분이었다. 즉, 감량된 21.1kg의 체중보다 지방이 더 감량되고 근육량은 늘어나는 지극히 건강한 비만관리가 동시에 이루어진 것으로 추정되는 것이다.

L씨는 고혈압과 당뇨, 고지혈, 고도비만, 간기능 이상 등을 포괄한 현대의 독소로 인한 생활습관병의 대부분에 문제가 있는 환자였으나, K-Detox의 식단 조절을 철저히 하고 자기관리를 하여 극복한 경우라 할 수 있다. 무엇보다 환자 스스로가 K-Detox 요법을 믿고 철저히 식단 등을 조절한 것이 빠른 회복에 큰 도움이 되었다고 생각된다.

검사 내용		K-Detox			정상 수치
		실행 전	실행 3개월	실행 6개월	
중성지방		254mg/dl	118mg/dl	85mg/dl	200mg/dl
간기능	AST (SGOT)	76lu/l	35lu/l	27lu/l	8~35lu/l
	ALT (SGPT)	88lu/l	49lu/l	27lu/IL	10~40lu/IL
	γ-GTP (GGT)	103lu/l	35lu/l	38lu/l	60lu/l
공복 시 혈당 (글루코스)		397mg/dl	119mg/dl	90mg/dl	공복 시 100~120mg/dl 이하, 식후 2시간 후는 200mg/dl 이하
혈압		150/104mmHg	140/90mmHg	130/80mmHg	120/80mmHg
체중		118.8kg	106.5kg	97.78kg	

악취가 나는 소변, 대변, 땀 등이 K-Detox 과정 중에 계속 배출되면 L씨 스스로 그것이 "내 몸에 쌓여 있던 독소가 빠져나가는 현상이구나" 하고 인식을 했고 약간이라도 과자류나 인스턴트식품 등 안 좋은 음식을 먹으면 이러한 독소배출 현상이 실제 멈추는 것을 보며 철저하게 자기관리를 한 노력 때문이라 할 수 있다. 그리고 한 가지를 더하자면 원래 우리들 입에 맞는 나물과 잡곡밥 등을 먹는 K-Detox 식단도 그가 큰 어려움 없이 자기관리를 할 수 있는 원동력이 되었을 것이다.

Case ❷ 간 기능 수치의 개선으로 신경성인 병들이 사라지다

- 나이, 성별 : 43세, 여성
- K-Detox 실행 이전의 몸 상태 : 간기능 장애를 앓고 있었음

가정주부인 Y씨는 평상시 특별히 아픈 곳은 없었으나, 신경이 예민하고 스트레스에 민감한 체질이었다. 몇 년 전 스트레스가 많았던 시기에 피로가 심하고 눈 흰자위가 노랗게 황달기를 보여서 내원하여 진료받은 결과 간기능 검사상 AST(SGOT) 수치가 105lu/l(정상 수치 8~35lu/l), ALT(SGPT) 수치가 110lu/l(정상 수치 10~40lu/l)으로 측정되었다.

당시 병의원에서 처방해준 약을 3개월간 복용한 후에도 간기능

검사상 AST(SGOT) 수치가 45Iu/l, ALT(SGPT) 수치가 50Iu/L으로 지속적으로 높게 측정되어서 그 이후로도 한동안 안정 및 요양을 하고 나서야 정상 수치로 회복된 적이 있었다.

올해 들어 사업 및 집안일로 다시금 스트레스를 받게 되자 또다시 극심한 피로감을 호소하였고 더불어 심장 두근거림, 불면증이 발생하였다. 또한 안색이 나빠짐과 동시에 눈 흰자위가 다시 노랗게 되어 6월경 병원에 내원하니 간기능 검사상 AST(SGOT) 수치가 85Iu/l, ALT(SGPT) 수치가 90Iu/L으로 측정되어서 다시 병의원에서 처방을 받기는 하였으나, 어떻게 악순환을 끊고 근본적인 치료를 하여야 하나 고민하던 중에 K-Detox에 대한 소개를 받고서 식단에 대한 설명을 들으며 보조처방의 복용을 시행해 보기로 하였다.

K-Detox를 한 달간 시행한 후 7월말 간기능 검사상 AST(SGOT) 수치가 40Iu/l, ALT(SGPT) 수치가 77Iu/L으로 측정되어서 회복이 되고 있는 것으로 판단되었으며 안색 및 눈 흰자위의 노란 기운도 많이 사라진 것을 확인하였다.

시행 두 달 이후인 9월 중순 간기능 검사상 AST(SGOT) 수치가

검사 내용		처방약 복용 3개월	K-Detox			정상 수치
			실행 전 스트레스 상황	실행 2개월		
간기능	AST (SGOT)	45Iu/IL	85Iu/l	30Iu/l		8~35Iu/l
	ALT (SGPT)	50Iu/IL	90Iu/l	30Iu/l		10~40Iu/IL

30lu/l, ALT(SGPT) 수치가 30lu/l으로 측정되어서 간기능은 정상회
복된 것으로 판단되었으며, 그 이후로도 K-Detox 식단에 따른 식
이요법을 지속적으로 시행하며 근본적인 관리를 하기로 하며 치료
가 마무리 되었다.

특이할 만한 사항은 치료 기간 중에 Y씨는 주변에서 알아볼 정도
로 얼굴의 화색이 돌고 안색이 밝아졌으며 피부가 고와져서인지 화
장이 잘 받는다며 매우 좋아했다.

그리고 간기능 이상이 오기 전부터 있었던 불면증이 사라졌으며,
더부룩하고 답답하던 잦은 소화장애 증상도 개선되었다. 이 환자의
경우에는 일반적으로 K-Detox 시행 시 나타나는 악취 나는 잦은 배
변에 관한 증상이 시작한 지 한 달 정도 후부터 나타났으며, 잦은 배
변증상이 나타나는 시기와 더불어 간기능 수치의 개선이 현저하게
좋아진 케이스이다.

Case ❸ 내성으로 인해 듣지 않던 약물이 다시 치료 가능하게 되었다

- 나이, 성별 : 68세, 여성
- K-Detox 실행 이전의 몸 상태 : 당뇨병

L여사는 20여 년 이상 지속된 당뇨를 앓고 있었다. 장기간 경구 당
뇨약을 복용하면서 혈당을 조절하고 있었으나, 근 7~8년 전부터는

검사 내용		K-Detox		정상 수치
		실행 전	실행 2개월	
혈당 (글루코스)	공복 시 혈당	200mg/dl	160mg/dl	100~120mg/dl 이하
	식후 혈당	400mg/dl	360mg/dl	200mg/dl 이하
	당화혈색소(HbA1c)	8.5~9%	7.5%	4.9~6.5%

경구용 혈당약으로는 혈당이 잘 조절되지 않아서 처방의 종류를 여러 가지로 대체해 보기도 하고, 용량을 증량하면서 경구로 조절하던 분인데 최근 들어 그러한 방법으로도 혈당 조절이 잘 되지 않고, 약을 복용하여도 혈당 수치가 공복시 200mg/dl, 식후 2시간 400mg/dl로 측정된 것이었다.

또한 장기간 혈당 수치를 측정하는 당화혈색소(HbA1c) 수치도 8.5~9%(정상 수치 4.9~6.5%)가 유지되니 평소에 혈당을 관리해주던 대학병원 담당의가 인슐린 주사 처방을 권하는 상황이었다.

걱정이 된 L여사는 K-Detox를 소개받고 식이요법과 보조처방을 2개월간 시행한 결과, 공복 시 및 식후 혈당이 30~40mg/dl 정도 감소하였으며, 당화혈색소 수치도 7.5% 정도로 호전을 보이고 있다.

무엇보다 당뇨약이 다시 듣게 되자 대학병원 진료 담당의가 인슐린 요법은 좀 더 지켜본 뒤 처방해도 되겠다고 말했다면서 한시름 놓으셨다.

이 환자의 경우 20여 년 이상 경구용 혈당약을 먹으면서 당뇨를 관리하던 분이기에 K-Detox를 시행하더라도 초기에 효과가 잘 나타나지 않아서 지속적인 관리가 필요할 것이라 생각했다. 장기간의 치료에 대한 환자분의 의지가 많이 흔들리지 않을까 걱정되던 케이스인데, 완전 개선은 아닐지라도 2개월간의 시행 후에 호전 상태로 진행되어 추후 지속적인 관리로 예후를 살펴볼 수 있게 되었다.

양약을 오랜 세월 처방 받아 약물에 대한 내성이 생긴 것으로 여겨지는 상황에서, K-Detox를 시행하며 다시 내성이 생긴 약이 듣기 시작한 임상 케이스 중에 하나로 난치병 환자들의 치료 가능성과 함께 장기간의 약물복용으로 양약이 더 이상 듣지 않는 경우에도 증세의 호전이나 관리가 가능해질 수 있는 여지를 갖게 되었다는 데 의의가 있다고 하겠다.

L여사의 경우에는 K-Detox 시행 중에 주변에서 얼굴이 밝아지고 화색이 좋아졌다는 말들과 오전마다 지역센터에서 운동을 하는데 혈당이 조절되지 않을 때에는 런닝머신에서 빠르게 걷는 운동만 해도 숨이 차고 힘들었는데 최근에는 같은 양의 운동을 하더라도 훨씬 덜 힘들고 피로가 느껴지지 않는다고, 좋아하던 기억이 난다.

Case ❹ 식이요법 하나로 고혈압과 비만에서 벗어나다

- 나이, 성별 : 43세, 남성
- K-Detox 실행 이전의 몸 상태 : 고혈압, 고지혈증, 피로

K씨는 40대 초반의 전형적인 직장인으로 평소에 피로감이 심하고 고혈압과 고지혈증이 있는 상태였다.

내원했을 때 총 콜레스테롤 수치가 250mg/dl(정상 수치 220mg/dl 이하) 중성지방 수치가 260mg/dl(정상 수치 200mg/dl)가 나왔으며, 혈압은 수축기 혈압은 170mmHg(정상 참고치 120mmHg 미만), 이완기 혈압 130mmHg(정상 참고치 80mmHg 미만)으로 측정되어 위험도 높은 고혈압으로 진단할 수 있었다. 체중도 비만으로 측정된 상태였다.

K씨에게는 K-Detox 식이요법과 보조처방을 시행하였다. 이 분의 경우에는 콜레스테롤 수치가 의외로 2개월 만에 개선되어 보조처방은 복용한 기간이 그리 길지 않았으며, 본인이 K-Detox 식단에 따른 식이요법은 꾸준히 시행하였다. 보조처방을 복용한 2개월 이후에 총 콜레스테롤 수치가 160mg/dl, 중성지방 수치가 180mg/dl로 정상으로 나왔으며, 혈압은 수축기 혈압은 130mmHg, 이완기 혈압 90mmHg으로 측정되어 고혈압도 상당부분 개선되었다. 체중도 비

검사 내용	K-Detox		정상 수치
	실행 전	실행 2개월	
총 콜레스테롤	250mg/dl	160mg/dl	220mg/dl 이하
중성지방	260mg/dl	180mg/dl	200mg/dl
혈압	130/90mmHg	130/90mmHg	120/80mmHg
체중	비만	비만에서 벗어남	

만에서 벗어난 수치로 측정되었다.

K씨의 경우 집안에 고혈압이 가계력으로 있었으며, 어르신 중에서 중풍으로 돌아가신 분들이 계셔서 그런지 본인의 의지가 남달랐던 것으로 기억된다.

본인이 K-Detox에 대하여 충분한 이해를 하고 지속적으로 노력하여 식이요법을 시행하는 것이 중요하다는 사례라 할 수 있다.

Case ❺ 과민성대장증상의 개선으로 불면증 치료

• 나이, 성별 : 43세, 여성
• K-Detox 실행 이전의 몸 상태 : 비만, 대장 증상, 불면증

P씨는 평상시 특별히 아픈 곳은 없었으나, 비만이며 주로 변비가 심하고 경우에 따라서는 설사가 나타나는 과민성대장증상이 있으며 예민하고 불면증이 있는 상태였다.

상담 후 K-Detox 식이요법과 보조처방을 시행하였는데, 변비가 매우 심한 상태에서 대장기능이 활성화되면서 대변의 배변이 규칙적이면서도 너무나도 시원하게 되는 점에 상당히 좋아했다.

본인이 여성이다 보니 K-Detox 식단을 통한 식이요법에도 관심이 많았으며 음식의 법제도 적극적으로 시행하여 체질개선에 노력했다.

K-Detox 시행 6개월 이후 체중은 총 7kg 감량되었으며 변비가

검사 내용	K-Detox	
	실행 전	실행 6개월
체중	비만	7kg 감량
대장 증상 (변비)	극심한 비만과 과민성대장증후군	변비 해소
불면증	심한 불면증	불면증 해소

주로 나타나던 과민성대장 증상이 상당히 개선되었으며 무엇보다 밤에 수면을 편하게 취한다고 했다.

부가적으로 간기능과 대장기능의 개선을 통하여 피부 상태뿐 아니라 표정까지 매우 밝고 좋아졌으며 성격도 활달해진 것을 볼 수 있었다.

Case ❻ 만병통치를 위한 뿌리와 줄기를 만들어 준다

- 나이, 성별 : 38세, 남성
- K-Detox 실행 이전의 몸 상태 : 당뇨, 고지혈증, 간질환, 우울증, 알코올의존증

C씨에게 2011년은 정말로 힘든 한 해였다. 젊은 나이이지만 10년 가까이 앓고 있으면서 나빠지기만 하는 당뇨와 고지혈증, 다행히 더 진행되지는 않았지만 때만 되면 발목을 잡아끄는 간질환, 그리고 2011년에 찾아온 우울증과 대인기피증, 알코올의존증이 더욱 힘들게 했다.

C씨의 2004년~2011년 병의원의 의료기록상에는 간기능 검사상 AST(SGOT) 수치가 70~40Iu/l, ALT(SGPT) 수치가 80~40Iu/l, γ-GTP(GGT) 수치가 80~60Iu/l로 나와 있었다. 혈당 수치인 당화혈색소(HbA1c) 수치는 9~7%로 상당히 높게 측정되었으며, 중성지방인 트리글리세리드(Triglyceride) 수치는 300~200mg/dl(정상수치 200mg/dl 이하) 로 높게 나타났다.

어느 것 하나 쉽게 고치기 어려운 질환을 가지고 힘들게 다시 한해를 시작했지만 그해를 마무리하고 또 새로운 한해의 시작인 2012년에도 전혀 호전되지 않은 질환으로 똑같은 고민을 하고 있었다.

그러던 2012년 3월 C씨는 회사 사장의 소개로 K-Detox를 시행하게 되었다. 의료기기를 개발하는 연구원의 입장으로, 반은 의사나 다름없던 C씨는 K-Detox를 시행한다 하여 당뇨, 고지혈, 간질환, 우울증 등 모든 질환을 개선할 수 있으리라고는 생각지도 않았다.

그런 그에게 처음 일어난 몸에 변화는 시원한 배변 현상이었다. 물론 예전에도 배변 습관은 좋은 편이었고 딱히 변비가 있거나 치질이 있지는 않았다. 하지만 C씨의 표현을 빌리자면, "이렇게 몸에 있는 모든 변을 정말로 시원하게 배출하지는 못했었지요. 달리 표현할 방법은 없고, 정말로 다리에 힘이 풀릴 만큼 시원하게 배변을 봅니다"라고 하였다.

그래서인지 항상 심했던 입 냄새도 싹 없어졌다. 그런 변화가 생긴 것은 약 2주일 후부터였다. 처음에 반신반의하며 시작한 요법이었기에 C씨는 "이 정도만 되어도 훌륭하다"라고 자위하며 하루하루를 보냈는데, 이런 작은 변화가 다른 병증의 치료에도 도움을 주기 시작한 것은 약 한 달이 지나면서부터였다.

C씨가 제일 신기해한 부분 중에 하나는 그동안 1년 가까이 먹어 왔던 우울증약이 그리 도움이 되지 않았는데 특별히 용량이 늘어나거나 약이 바뀌지 않았는데도 약의 효과가 발생하기 시작한 것이었다. 무엇보다 그동안 억제하기 힘들었던 알코올 의존은 약 6개월 동안 자의로 금주할 정도로 좋아졌으며 우울증도 많은 호전이 있었다.

이러한 심리적인 변화 이외에도 당뇨와 간수치는 수치상으로 그에게 믿음을 더해 주었다. 10년이 넘어가는 투병생활 동안 당화혈색소(HbA1C) 수치가 가장 좋아도 6.8%에서 보통 7.5% 정도였는데, K-Detox를 시행하며 최근 측정한 결과 6.0% 정도로 정상 수치를 기록해 정말로 좋은 결과가 나온 것이다.

간수치도 정상 범위에 들어왔으며, 간수치와 당화혈색소를 확인한 담당의사는 굉장히 놀라며, 지금 하고 있는 K-Detox 요법에 관심이 간다는 얘기를 들었다고 한다.

2012년 8월 16일 간기능 검사상 AST(SGOT) 수치가 23lu/l, ALT(SGPT) 수치가 33lu/l, γ-GTP(GGT) 수치가 55lu/l로 정상치로 나왔다. 혈당 수치인 HbA1c 수치는 6.0%로 측정되었으며, 중성지방 수치는 155mg/dl로 나타났다.

C씨는 변화되는 몸의 상태에 기뻐하면서 스스로 K-Detox의 효

검사 내용	K-Detox		정상 수치
	실행 전	실행 6개월	
중성지방	300~200mg/dl	155mg/dl	200mg/dl 이하
간기능 AST (SGOT)	70~40Iu/l	23Iu/l	8~35Iu/l
간기능 ALT (SGPT)	80~40Iu/l	33Iu/l	10~40Iu/l
간기능 γ-GTP (GGT)	80~60Iu/l	55Iu/l	60Iu/l
공복 시 혈당 (글루코스)	397mg/dl	119mg/dl	공복 시 100~120mg/dl 이하, 식후 2시간 뒤는 200mg/dl 이하
혈당 (당화혈색소)	9~7%	6%	4.9~6.5%
체중	118.8kg	106.5kg	

과를 아래처럼 기록해 우리에게 전해주었다.

약 1~3주 사이에는 좋은 배변 효과로 숙변이 나오고 살이 빠지기 시작한다. 그 후 4주에 접어들면서 아침에 일어날 때 몸이 가볍고 숙면을 하고 몸에 힘이 붙기 시작해 간단한 운동을 할 수 있다.

운동을 지속했더니 이러한 효과가 가속되어 몸무게는 계속 줄어들었고(약 10kg 정도 감량되었다) 체력은 계속 증가했다. 약 2개월 정도 후에 혈액검사 결과를 보니 이제는 이 지긋지긋한 병마와도 싸울 수 있다는 자신감이 생기면서 하루하루를 힘차게 시작하게 되었다.

K-Detox를 장기간 시행하고 있는 한 실험자로서 이 요법에 대해 간

단히 정의하라면 이렇게 말하고 싶다.

"만병통치약은 아니지만 만병을 통치하도록 근간을 만들어준다."

〈K-Detox 요법의 장점〉

• 속이 편해지고, 입 냄새가 완전히 사라진다.

• 다리가 풀릴 만큼 편하게 배변을 본다.

• 아침에 일어날 때 개운할 정도로 숙면을 취한다.

• 혈당이 안정되었다.

• 수치가 안정되었다.

• 몸무게가 줄었다.

〈K-Detox 요법의 단점〉

• 대변을 너무 자주 많이 본다.

• 땀을 많이 흘린다.

• 땀과 소변에서 가끔 냄새가 심하게 난다.

• 음식 조절하기가 쉽지 않아 외출 시 식사가 어렵다.

Case ❼ 난치성 질환도 좋아질 수 있다

• 나이, 성별 : 22세, 여성

• K-Detox 실행 이전의 몸 상태 : 전신성 홍반성 루푸스(SLE)

J양은 22세 미혼의 직장 여성으로 2010년 9월 황달이 발생하여 동네의원에서 치료를 받던 중 빈혈이 발견되었는데, 일반적인 빈혈이 아니라며 큰 병원에서의 검진을 권유받았다.

같은 해 10월 7일, 인근 대학병원 혈액내과에서 자가면역성 용혈성 빈혈(autoimmune hemolytic anemia)을 진단받고 처방약을 복용 중 10월 27일경 안면, 쇄골하부, 흉부, 정강이 부위에 발진이 나타났다. 그리고 며칠 뒤인 11월 5일 류머티스 내과에서 전신성 홍반성 루푸스(SLE)를 진단받았다. 당시 증상은 발진 이외에도 멍이 잘 들고 피로감이 심한 것이었다.

루푸스 진단 이후부터 병원치료를 받기 시작하여 2012년 3월까지 1년 6개월의 치료 기간 중에 증상의 악화 시에는 입원을, 호전 시에는 통원치료를 거듭하면서 상태는 점점 나빠졌으며, 결국에는 혈소판 수(Platelet count)가 정상치의 10분의 1 수준인 18,000ul(정상 수치는 130,000~450,000ul)까지 하락하였다.

병원에서 스테로이드제제(Nisolone 5mg - 성분명 Prednisolone)를 고용량(6~10 단위) 처방받으면 혈소판 수치가 호전되고, 장기간 고용량을 투여할 수 없기에 용량을 줄이면(1~2.5단위) 다시 악화되어 입원하고 퇴원하기를 반복하였으며, 실제 호전되었던 기간이 1~3개월을 넘기기 어려웠다.

2012년 4월 초, 퇴원한 지 얼마 안 된 J양은 K-Detox 식단을 따른 식이요법과 보조처방을 시행하고부터 꾸준히 혈소판 수치는 개선되기 시작했다.(2012년 8월 입원 당시의 열 배인 180,000ul) 또한 상대적으로 스테로이드제의 처방 용량을 줄어들고 있는 상태(4월에 5단위 투약에서 8월에 1단위 처방)가 5개월 이상 지속되고 있는 상황이다.

특기할 만한 것은 발병 초기인 2010년 11월부터 2011년 4월까지 항 이중나선 DNA 항체검사(anti-dsDNA antibody)에서 294~206 (WHO units/ml, 정상 수치는 93 미만)으로 문제 있는 높은 수치를 기록하였으나, 자가면역질환 양성진단 수치에서 K-Detox를 시행한 지 3개월여가 지난 2012년 7월 검사에서는 항 이중나선 DNA 항체가 95.9로 거의 정상치에 근접한 괄목할 만한 결과가 나왔다.

그러나 아직도 루푸스의 증상 등은 호전과 악화를 약하게 반복하고 있다. 하지만 스테로이드제의 복용량을 크게 줄일 수 있으면서도 혈소판 수가 정상치로 개선되고 있으니, 현재의 임상만으로도 질병의 관리에는 많은 의의가 있는 것으로 보이며 향후 예후를 살펴보면 면역계통의 난치질병에 대한 근본치료의 가능성 여부까지도 판단할 수 있으리라 기대한다.

J양 본인도 치료 기간 중 혈소판 수치가 개선됨에 따라 멍이 잘 드는 증상과 피로감 등은 현저하게 개선되었다고 말했다. 전신성 홍반성낭창의 증상도 K-Detox 식단의 식이요법과 보조처방을 시행한 지 4개월이 지났는데 많은 개선이 되어 새롭게 발진되는 것은 없고 혈색도 좋아진 상태로 유지되고 있다.

특히 스테로이드제제의 복용을 할 때는 입맛이 없을 때가 많았는데, 현재 K-Detox 식이요법과 보조처방을 병행 치료하면서 입맛이 많이 돌아왔으며, 체력도 많이 보강되어 현재 상태는 전신성 홍반성 루푸스 발병 이전의 건강한 상태대비 거의 90%에 가까운 컨디션을 유지하고 있어, 환자 스스로도 근본치료의 가능성을 기대하고 있다.

현재 J양은 친구들과 야간여행을 즐기기도 하며, 여행 후에 심한 피로감 등 예전에 있던 후유증은 없는 상태이다. 또한, 전신성 홍반성 루푸스로 인한 발진에 항상 짙은 화장으로 가려야만 외출이 가능하던 불안한 심리상태에서도 벗어나 현재에는 본인의 질환에 대하여 부끄러워하지 않고 적극적으로 치료에 임하고 있다.

능동적으로 마음이 변화되니 예전에는 화장으로 가렸던 얼굴부위의 발진 또한 최근에는 상당히 좋아져 이제는 가벼운 발진 이외에는 보이지 않아 J양도 매우 기뻐하고 있다.

그동안 K-detox를 시행해 온 임상자들을 보면 3~4개월 정도가 지나면 난치성이라 하더라도 긍정적인 수치상의 변화를 기대해 볼 수 있지만, 그보다 더욱 고무적인 것은 당사자들이 느끼는 심리적

검사 내용	K-Detox		정상 수치
	실행 전	실행 4개월 후	
혈소판 수 (Platelet count)	18,000ul	180,000ul	130,000~450,000ul
항 이중나선 DNA 항체 검사 (anti-dsDNA antibody)	294~206	95.9	93 미만

루푸스, 혈소판 수치, 항 이중나선 DNA 항체 검사

- 루푸스(Systemic Lupus Erythematosus)

루푸스의 정확한 이름은 전신성 홍반성 루푸스이며, 주로 가임기 여성을 포함한 젊은 나이에 발병하는 만성 자가면역질환이다. 자가면역이란 외부로부터 인체를 방어하는 면역계가 이상을 일으켜 오히려 자신의 인체를 공격하는 현상을 의미하며 이로 인해 피부, 관절, 신장, 폐, 신경 등 전신에서 염증 반응이 일어나게 된다. 루푸스는 현대의학에서 완치가 어려운 난치성 질환으로 만성적인 경과를 거치며 시간에 따라 증상의 악화와 완화가 반복된다.

- 혈소판 수치(Platelet count)

혈소판의 기능은 지혈작용이고 출혈부에 응집, 점착해서 출혈이 멎게 된다. 그 밖에 프로트롬빈을 트롬빈으로 바꾸는 작용을 지니고 있다. 혈소판의 정상치는 15만~40만㎕이고 혈소판 수가 5만㎕ 이하로 감소하거나 100만㎕ 이상으로 증가하면 출혈을 일으킨다. 혈소판은 염증, 출혈, 적혈구 증가증, 악성종양 시에 증가한다. 또한 혈소판이 부족한 혈소판 감소증은 루푸스에서 흔히 나타나는 소견으로 피부에 멍이 잘 들거나 작은 반점이 나타나고 잇몸이나 코에서 피가 나고 잘 멈추지 않게 된다.

- 항 이중나선 DNA 항체(anti-dsDNA antibody)검사

핵 안에 존재하는 이중나선 DNA에 대한 자가항체를 검출하는 검

사로 루푸스의 11가지 분류 기준 중 하나인 면역장애 항목에 포함되는 검사다. 검사상의 antibody는 루푸스 환자의 70% 정도에서 검출되는데, 이 외의 질환이나 건강한 사람에서의 검출률은 5% 미만이므로 루푸스에 대한 특이도가 높은 검사다. 양성인 경우 루푸스를 진단하는 데 도움이 되며, 루푸스 환자의 추적 관찰에도 도움이 된다.

만족감이다.

매일매일 이루어지는 시원한 배변감과 일반적인 경우와는 다른 악취가 있는 소변, 대변, 땀 등을 배출하며 스스로 독소가 배출된다는 변화와 만족감을 느끼는 경우가 많아 치료에 대한 믿음을 가지고 지속적 디톡스를 진행하는 데 큰 도움이 되는 듯하다.

Case ❽ 당뇨약을 끊고, K-Detox 식단으로

• 나이, 성별 : 65세, 여성
• K-Detox 실행 이전의 몸 상태 : 당뇨병

O여사는 몇 년 전 극심한 피로증으로 병의원을 내원했다가 공복 시 혈당 수치가 350mg/dl(공복 시 정상 수치 100~120mg/dl 이하) 이

넘는 걸 알게 되어 당뇨약을 복용하던 분이다.

몇 년간 당뇨약을 복용하면서 혈당을 조절하고 있었으나, 약에 대한 믿음이 약해지고 있는 상태로 어떻게든 당뇨에서 벗어나고 싶어했다.

2008년에서 2011년 4월까지 혈당 수치(글루코스)가 공복 시 160~206mg/dl 사이를 오갔고, 당화혈색소(HbA1c) 수치는 7.0% (정상 수치 4.9~6.5%) 정도가 유지되는 상황이었다.

O여사가 K-Detox를 소개받던 당시에는 아직 학회에서 개발된 보조처방이 없고 그에 대한 연구만 하고 있던 시기였다. 오직 법제하는 잡곡밥과 나물류 등을 섭취하는 K-Detox 식단을 통해 식이요법을 하고, 새벽에 뒷산을 오르는 가벼운 등산을 통한 운동요법을 시행한 결과, 2011년 5월부터는 공복 시 혈당이 120~140mg/dl 정도로 떨어졌으며, 9월이 되자 혈당은 120mg/dl 이하로 안정적으로 변화가 오고, 당화혈색소 수치도 5.9% 정도로 정상치로 돌아섰다.

정상치에 가까워지자, O여사는 과감히 당뇨약을 끊었고, 지금도 지속적인 K-Detox 식단을 시행하고 있다. 병원에서 처방 받은 당뇨약을 끊은 지 꽤 오래 되었음에도 현재의 공복 혈당 수치는 97~115mg/dl을 오가며, 120mg/dl 이하에서 정상적이고 안정적으로 유지되고 있고, 당화혈색소는 5.8%로 정상적인 수치를 유지하고 있다.

당뇨 이외에도 K-Detox 시행 중에 부기가 빠지며 피부가 좋아졌고 몸도 가벼워졌다고 한다. 매일매일 뒷산을 오르다보니 산을 워낙 잘 타서 이제는 보통 사람이 따라가기가 힘들 정도다.

O여사는 처음 쌀을 법제해서 밥을 하니 맛도 달고 오래 두어도 맛이 잘 변하지 않아 신기해했다고 한다.

O여사의 경우 학회에서 보조처방이 개발되기 이전부터, 오직 K-Detox 식단과 운동요법만으로 혈당약을 끊고 현재까지 1년 이상 관리가 되고 있기에 K-Detox의 이론과 실제가 이루어지는 것을 명확히 보여주는 대표적인 케이스라고 할 수 있다.

검사 내용	K-Detox		정상 수치
	실행 전	실행 5개월 후	
혈당 (글루코스)	160~206mg/dl	120mg/dl 이하로 안정됨	공복 시 100~120mg/dl 이하
혈당 (당화혈색소)	7%	5.8~5.9%	4.9~6.5%

시작하자, K-Detox

디톡스도 신토불이

외부에서 우리 몸속에 들어온 공해와 화학물질의 독소는 인체 곳곳에 축적되고, 소화와 배설, 순환 등의 신진대사 과정에서 만들어지는 내독소(內毒素)와 활성산소에 의해 생성된 과산화지질 등은 세포를 손상시켜 노화를 촉진하고 질병을 유발한다.

몸에 독소가 쌓이면 피로, 소화불량, 불면증 등이 나타나며 고혈압과 고지혈증, 당뇨, 비만, 알레르기, 만성피로, 암, 자가면역질환(아토피, 루푸스, 류마티스 등)을 유발할 수 있다.

또한 나이가 들수록 체내에 축적되는 독소량은 점점 많아지지만,

신진대사가 저하되며 해독 능력은 점차 떨어진다.

일상생활에 지장을 줄 정도의 증상이 나타났을 때가 되어서야 병원을 들락거려 보지만 진통제로, 소염제로, 항생제 등으로, 당장의 증상해결에만 편중된 의학에 실망하고 고통에서 벗어나지 못하는 경우가 대부분이다.

현대적 디톡스 방법들은 서양의 디톡스 요법들을 따라 주로 특정 기간 동안 단식을 하며 배설을 돕는 식품을 권한다. 그러한 방법들이 가장 큰 오류를 범하고 있는 것은 우리가 영양 과잉상태라는 것에만 맞추어 극단적으로 절식이나 단식을 하여 독소의 유입을 막으며 특정 식품이나 약품을 먹어 배설하면 독소가 배설될 것이라고 추정하는 점이다.

그러나 그러한 요법들이 아쉽게도 간과하고 있는 것이 있다. 우리는 영양의 과잉상태이기는 하나 한편으로는 영양의 부족 상태이기도 하다. 그로인해 효과가 없거나, 건강에 악영향을 주는 잘못된 디톡스 요법도 있으므로 주의해야 한다.

K-Detox는 편중되지 않은 균형잡힌 식단과 충분한 섬유질, 발효식품을 지속적으로 섭취하여 독소와 노폐물을 제거하고 스트레칭과 유산소운동을 통해 혈액순환과 체력을 키우는 것을 목적으로 한다.

또한 충분한 수면과 휴식으로 세포들이 재생되고 원기를 회복할 시간을 주기에 정상적인 생활과 지속적인 디톡스 요법을 가능하게 해준다.

올바른 디톡스 요법은 특정한 상황에서 특정한 기간 동안만 행하는 것이 아니다. 먼저 현 상태에서 벗어나겠다는 굳건한 마음을 갖고 일상에서 지속적으로 행하여 내외의 독소를 해독하고 배출하여 건강함을 유지하도록 노력해야 한다.

3

K-Detox 시행 원칙 ①

소변 · 대변 · 피부 · 호흡을 지켜라

인간이 체내의 노폐물과 독소를 밖으로 배출할 수 있는 방법은 소변과 대변, 그리고 피부의 호흡과 땀, 우리가 숨 쉬는 호흡을 통해서이다. 이 중 어느 한 부분에 치중하여, 예를 들면 물을 많이 마셔 오줌이 많이 나오게 한다든지, 하제를 먹어 설사 등으로 배변을 많이 시킨다든지 하는 디톡스 요법들도 있다.

하지만 수분을 과다 섭취하여 오줌을 많이 누거나 하제를 먹어 설사를 한다고 하여 독소와 노폐물이 빠져나간다는 증거는 없거니와 오히려 그러한 자연스럽지 못한 자극으로 인해 인체가 균형을 잃어

버리고 기능 이상을 일으킬 수도 있다. 그러므로 인체가 가지고 있는 본연의 독소 배설 기능을 강화하고, 그러한 기능을 정상화시킬 수 있도록 하는 것이 올바른 디톡스의 방법이라 할 수 있다. 여러 번 강조하지만 현재 유행하고 있는 여러 디톡스 요법들은 의학적인 면에서 효과를 검증하기 힘들다.

간단하고 쉽게 독소를 배출하고 병을 고치거나 건강체가 될 수 있다는 그럴듯한 말로만 이루어진 지식은 버려야 한다.

인간이 본래 가지고 있는 해독, 배설 기능을 강화하기 위한 방법과, 깊은 곳까지 쌓여 있는 노폐물과 독을 분해 배출하는 디톡스 방법에 대해 어떻게 행하는 것이 합리적일지 생각해 봐야 한다.

실행 POINT

소변 · 대변 · 피부 · 호흡으로 인체 내 노폐물 및 독소를 배출하는 방법

1. 소변 : 맑은 생수를 하루 2ml 이상 마시면 소변을 통해 독소와 노폐물이 원활히 배출된다.
2. 대변 : 연단법으로 법제한 현미, 잡곡, 산나물, 채소 등의 섭취량을 늘리면 체내 노폐물과 독소가 대변으로 잘 배출된다.
3. 피부 : 반신욕, 족욕, 건포마찰, 냉수마찰 등으로 피부의 순환 및 호흡 능력을 회복하고 상태를 건강히 유지하면 내부에서 흘러나온 독소를 배출할 수 있다. 또한 천연 직물로 된 속옷과 침구류를 사용하면 외부에서 유입되는 독소를 예방할 수 있다.
4. 호흡 : 깊고 부드럽게 호흡을 하면 마음이 안정되고, 체내 대사에 필요한 산소를 충분히 공급하고 탄산가스 같은 노폐물을 배출할 수 있다.

K-Detox 시행 원칙 ②

생명력 넘치는 음식을 섭취하라

밥을 굶는다고 인체에 축적된 노폐물을 배출하는 것은 아니다. 반대로 인체의 장부들은 그 기능이 오묘한 경우가 많아서 심한 단식이나 자연스럽지 못한 배설을 자주 유도할 경우 오히려 면역력이 저하되고 배설기능과 장기능이 약화될 확률이 높다.

특히 하제의 경우 인체의 노폐물과 독소를 배출시키기 위해서는 대변을 담당하는 대장의 연동운동이 활발해져야 하는데, 장무력증 같은 역효과가 나타날 수도 있는 것이다.

인체의 기능을 억제하거나 무시하며 진행되는 잘못된 디톡스 요법들을 피하고, 제대로된 디톡스 요법을 행하고 싶다면 어떤 방법을 써야 할까?

당연히 장기능이 약화된 원인을 찾고 장운동이 활발히 일어날 수 있는 방법들을 생각해봐야 한다. 우선 가장 연관이 깊은 음식 문제를 이야기해보자면, 인스턴트식품과 과도한 육류섭취로 인한 식습관의 변화를 들 수 있을 것이다.

우리의 전통식단은 충분한, 아니 넘치다시피 한 섬유질과 생명력을 보유하고 있는 야채와 산야초들이 많았다. 햇볕 아래 말리고, 찌고, 데치고 법제하여 생명력인 효소가 가득한 장류로 간을 하고 볶거나 조리해 먹는 묵은 나물과 신선하게 무쳐서 먹는 각종 야채들은 그 종류가 너무 많아 예를 들기도 힘들다.

이러한 생명력이 가득한 야채와 산나물은 풍부한 섬유질과 질 좋은 효소와 영양을 가지고 있어 장의 연동운동을 도와 노폐물과 독소의 배출에 직접적으로 관여할 뿐 아니라 간기능을 활성화시키고 지친 간의 기운을 회복하게 해주는 역할을 한다.

또한 여러 가지 잡곡들은 인체에 필요한 필수 영양소들을 공급할 뿐 아니라 역시나 풍부한 섬유소와 미네랄을 공급해준다. 그리고 이러한 음식물들을 조화시키는 된장, 간장, 고추장, 식초 같은 장류들과 김치, 동치미, 막걸리 같은 발효식품들은 효소 등의 생명력을 돕는 물질이 풍부하여 인체에 활기를 주고 장부의 기능을 활성화한다.

우리의 간은 대장과 통하며 소화기관과 밀접한 연관이 있다. 한의학에서는 대장과 간의 연관을 간통대장(肝通大腸)이라 표현한다고 첫 장에서 설명한 적이 있다. 그리고 갑기합(甲己合)이라 하여 간담[甲木]과 비위(己土, 소화기관)의 깊은 관계를 얘기하기도 한다.

한마디로 간은 장을 통한 배설기능과 음식물의 소화흡수를 통한 에너지의 흡수과정에 중심이 된다고 볼 수 있는데 이러한 간의 소화, 해독, 배설 기능을 도울 수 있는 것이 바로 우리가 먹는 식단에 달려 있다고 보아도 크게 틀리지는 않을 것이다.

풍부한 섬유질과 효소, 미네랄, 그리고 생명의 목기가 가득한 산나물과 야채, 잡곡밥이 우리의 장운동을 활성화하고 간기능을 회복케 하여 해독력을 높이는 가장 옳은 방법이며 올바른 디톡스 방법이라 할 수 있다.

실행 POINT

피해야 할 음식과 반드시 섭취해야 할 음식

인체의 자정 능력을 약화시키므로 반드시 피해야 할 음식

1. 정백당, 정제염, 인공색소, 화학조미료, 합성향료 등이 다량 들어 있는 음식류 (즉석 식품, 냉동 식품, 패스트푸드, 빙과류, 음료수, 주스, 라면, 과자 등)
2. 여러 차례 튀겨내 산패한 기름이나 몸에 좋지 않은 기름을 사용하는 음식류 (어묵, 튀김, 햄버거, 피자, 치킨, 돈가스, 분식, 중국음식 등)
3. 구워 먹는 육류
4. 호르몬제와 항생제를 통해 생산된 모든 육류
5. 고온 살균된 우유 및 유제품

몸과 마음을 맑게 하는 데 도움이 되는 음식

1. 법제한 현미, 찹쌀, 콩 등으로 지은 잡곡밥

2. 된장, 청국장, 간장, 고추장, 김치, 수제 요구르트 등의 발효음식

3. 버섯, 취나물, 미나리, 가지, 쑥갓, 씀바귀 등의 산나물과 신선한 채소 (특히 취나물, 우거지, 미나리 등의 나물 반찬들은 노폐물의 배설을 도우며 간의 기능을 회복시키는 데 도움을 준다. 더덕, 도라지 등 근류로 만든 나물이나 무침은 혈액 내 노폐물과 담을 제거하는 데 도움이 된다. 버섯류는 간의 해독 기능을 도우며 혈액을 맑게 하는 역할을 한다.)

4. 미역, 다시마, 김, 파래 등의 해조류

5. 천일염, 토판염, 구운 소금, 죽염 등 질 좋은 소금

6. 친환경 무호르몬, 무항생제로 생산된 달걀

7. 삶아서 기름을 뺀 육류

8. 양념에 재워 숙성시킨 뒤 조리한 찜 요리

K-Detox 시행 원칙 ③

내적 원인을 개선하라

오염되지 않은 좋은 음식, 맑은 공기, 친환경에 해당하는 생활공간을 영위하여 외부적인 독소의 유입을 최대한 제한하는 것도 중요하지만, 인체가 가지고 있는 독소 배출 시스템을 크게 저하시킬 수 있는 내적인 원인도 동시에 개선하여야 한다.

① 복잡한 사회구조 속에서 야기되는 심리적 스트레스
② 자동차와 대중교통, 사무실 생활 등으로 인해 생기는 운동부족

현대인은 위와 같은 이유로 인해 마음과 몸이 모두 저하되어 있

으로 디톡스 요법을 통해 단기간의 효과를 보려해서는 안 된다. 수십 년 쌓인 독소가 하루아침에 모두 배출될 것이라는 생각은 버려야 한다.

먼저 몸과 마음을 다잡고 계획성 있게 운동과 심리적 안정을 취하며 자신을 바로잡아, 체력과 면역력을 기르고 인체가 가지고 있는 본연의 독소배출 시스템을 활성화해야 한다.

제일 먼저 생각할 것 – 움직여야 한다

우선 우리의 몸 자체가 해독하고 배설을 하는 능력 자체가 매우 떨어져 있음을 깨달아야 한다. 물론 가장 큰 이유는 우리가 옛날과 달리 제대로 몸을 움직이거나 활동하는 시간이 현저히 줄어들어 있기 때문이다.

책상에 앉아서 하루 종일 업무를 보고, 자동차로 출퇴근을 하며 장시간 걷거나 몸을 움직일 만한 일이 존재하지 않는다. 그러니 육체적 활동에 의한 심폐기능과 순환기능이 극도로 약화되어 있고, 이러한 신체활동량의 부족은 체력과 면역력의 저하는 물론이고, 호흡과 땀 등을 통한 인체의 강력한 독소 배설 작용을 약화시킨다.

그럼 독소를 배설하기 위한 움직임은 어떤 것이 있을까?

순환을 돕고 노폐물을 제거하기 위해서는 유산소운동이 주가 되어야 함은 당연하다. 격렬한 운동보다는 전신의 혈액순환을 돕는 운

독소로부터 나와 가족을 지키는 지혜 ˚ K-Detox

217

동들이 좋으며, 그중에서도 요가나 체조, 기공, 도인법, 태극권 등 전신을 움직여 주고 굳어진 근육과 노폐물이 정체되기 쉬운 관절들을 풀고 척추를 교정해주며, 기혈을 잘 순환시켜주는 운동이므로 독소 배출에 좋다고 볼 수 있다.

이러한 전신을 움직이는 운동은 몸 안의 순환을 개선시킨다. 혈액이나 림프 등의 순환이 좋아지면 온몸의 신진대사가 원활해지고 면역력의 강화와 독소를 배출하기 쉬운 상태가 된다. 하지만 몸에 적당한 운동을 한 경우에 나타나는 결과이며 지나친 운동은 오히려 부담이 될 수 있다.

적당한 운동이란 호흡이 심하게 흐트러지지 않고 계속할 수 있으며 가볍게 땀을 흘릴 정도로 몸이 따뜻해지는 정도이다. 운동을 끝낸 뒤에 숨이 차거나 심한 피로감이 느껴진다면 지나친 운동을 했다는 증거이다.

운동은 30~40분 정도 매일 꾸준히 하는 것이 중요하다. 또한, 시간이 될 때마다 편안한 마음으로 깊은 심호흡을 천천히 하는 것도 좋다. 심호흡은 마음을 안정시키고 독소의 배출을 돕는다.

알아둘 것은 운동을 처음 시작하는 경우에는 홀로 의지를 가지고 행하기가 매우 어렵다는 점이다. 그러므로 되도록 피트니스센터나 요가, 태극권 도장 등을 찾아 전문가의 지도하에 매일 일정한 시간 지속적으로 배우는 것이 좋다.

※ 심신 안정을 추구하며 노폐물 배출에 도움이 되는 요법으로는 태극권, 요가, 도인법, 체조·스트레칭, 명상, 산보, 조깅, 반신욕·족욕, 냉수·건포마찰, 기타 유산소운동 등이 있다.

운동을 정기적으로 행하면 초기에는 체력의 소모로 인해 피곤할 수도 있으나, 익숙해지고 난 다음부터는 사회생활 중에 생기는 심리적 스트레스를 해소하고, 기혈의 순환을 통해 땀과 호흡의 가스 교환과정으로 독소를 배출시키며, 체력과 면역력을 꾸준히 증강시켜 인체의 기본 기능을 상승시켜 주는 역할을 하니, 중도에 포기하지 말고 생활습관으로 자리잡도록 지속적으로 행해야 한다.

심신 안정에 효과적인 이완 요법 '자율훈련법(Autogenes Training)'

인체의 독소 배출 시스템을 크게 저하시키는 심리적인 스트레스를 해소하기 위해서는 평상시 심하게 긴장되어 있는 심신을 이완시키는 요법이 많은 도움이 된다.

자율훈련법은 스스로 심신이완의 상태를 유지하기에 가장 효과적인 방법이다.

자율훈련법은 정신과 신체 간의 생리학적 현상에 바탕을 둔 이완 기법으로 1900년대 초 독일에서 의사이며 심리치료가인 슐츠(Johannes Heinrich Schultz, 1884~1970) 박사에 의해 고안되고 체계화되었으며, 2차 세계대전 이후 1950년대와 1960년대를 거치면서 독일에서 널리 보급되었다.

현재는 독일에서는 교육 과정과 임상 치료를 모두 건강보험이 지불할 정도로 그 효과가 검증되어 있으며, 전 세계적으로 가장 산뜻한 명상 기법으로 사랑받고 있다.

자율훈련법은 '스스로 깊은 이완의 상태(또는 명상의 상태)에 들어가는 수련'이다. 수련 방법은 수련자가 스스로에게 암시를 주고, 주어진 암시의 내용이 수련자 자신에게 실현되는 것으로 이루어진다. 자기암시에는 7개의 표준화된 공식이 있는데 이들은 모두 자율신경계에 작용해 부교감신경계를 활성화하고 심신을 이완 상태로 조율하며, 이는 곧 명상 상태의 전제조건이 된다.

자율훈련법의 과정

마음속으로 생각하면 몸으로 나타난다는 단순한 원리에 입각해 이완 반응들을 단계적으로 연습한다. 각 단계별로 연습에 사용되는 자기암시의 일곱가지 공식과 목적하는 효과는 다음과 같다.

① 나는 편안하다 : 심신의 이완
② 오른팔이 무겁다 : 중감 – 근육 이완
③ 오른팔이 따뜻하다 : 온감 – 말초혈관계의 이완, 혈행의 촉진
④ 호흡이 차분하고 규칙적이다 : 호흡 – 호흡의 조율, 기의 흐름
⑤ 심박이 차분하고 힘차다 : 심장 – 심박 조율

⑥ 태양신경총이 따뜻하다 : 복부 – 복강 내 장기 이완, 기의 흐름

⑦ 이마가 시원하다 : 머리 – 사고와 감정의 정화

1) 기대앉은 자세 ①

(의자에 등을 기대고 목은 앞으로 숙인다.)

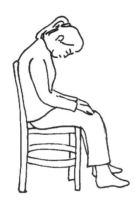

2) 기대앉은 자세 ②

(의자에 등을 기대고 목도 뒤로 기댄다.)

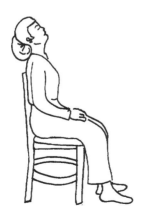

3) 걸터앉은 자세

(엉덩이를 의자에 걸터앉아 몸을 기대지 않고 축 늘어트린다.)

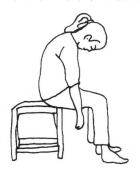

4) 누운 자세

(편안히 누워 양손과 양발이 살짝 벌어진 상태로 자연히 누워 있는다.)

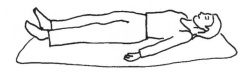

자율훈련법의 자세를 취한 후 매주 한 단계씩 연습공식을 추가해 가는 방식으로 규칙적으로 연습해 나가는데, 연습 공식의 문장을 마음속으로 6~7회 반복하면서 공식의 내용이 실제로 몸에 실현되기를 수동적 집중의 자세로 기다리는 것이 훈련의 내용이다. 훈련은 하루에 3회씩, 매회 약 2분 정도 한다.

수동적 집중이란 자율훈련에서 대단히 중요하므로 잘 이해할 필요가 있다. 능동적 집중과 수동적 집중의 차이는 '달성하려는 목표'

에 대한 태도의 차이가 있다고 할 수 있다. 능동적 주의집중은 목표 달성을 위해 그 사람의 관심, 주의, 의지, 행위 등을 적극적으로 경주하여 그 목표의 성취가 중요시되는 것이 특징이다.

이에 비해 수동적 집중은 목표를 성취하려는 과정에서 그것이 꼭 되고 안 되고는 별로 중요시하지 않는다. '되면 좋은 것이고, 안 돼도 상관없다'는 마음가짐이다. 즉 그 반응을 무심한 기분, 아무렇지도 않은 태도로 계속 기다리는 자세가 중요하다. 예를 들면 '오른팔이 무겁다'라고 하는 공식(항상 일정하게 그 말을 사용하기 때문에 공식이라 부른다)의 연습에서 오른팔에 어떤 느낌이 날까 태연하게 유의하면서 마음속에서 천천히 공식을 되풀이한다.

이 경우 오른팔이 좀 무겁게 느껴지거나 나른하게 혹은 팔이 느려진 것처럼 느낄 수 있게 되면 잘 되어 가고 있는 것이다. 연습을 계속 쌓아 가면 오른팔을 들 수 없는 정도로 무거운 경험도 하게 되겠지만 처음부터 그렇게 되기를 기대하지 않는 게 좋다.

위와 같은 과정으로 대개 5~8주(빠른 사람은 6주, 경우에 따라서는 12주 정도 소요) 정도 수련하면 30초에서 1분 내에 고요한 마음에 들어가는 것이 가능해진다. 이는 선정(禪靜)에 드는 현상이나 최면에 들어가는 현상과 비교할 만한데, 마치 스위치를 돌리면 전깃불이 들어오는 것과 같은 '유기체적 전환(organismische Umschaltung)'이 일어나는 현상이다. 이를 '아우토겐 변환(Autogenic Shift)'이라고 한다.

자율훈련법의 효과

자율훈련법의 첫 번째 목표는 '심신의 이완'이다. 이는 단지 근육의 긴장을 완화시키는 데만 그치는 것은 아니며, 각 단계의 연습을 통해 점진적으로 정신과 신체의 긴장을 완화시키는 한편, 내적인 이완을 토대로 연습자가 이상자이든 정상자이든 전반적으로 모든 정신적·신체적 체계화를 달성시키는 데 훈련의 목적이 있다.

외계로부터 단절된 의식 하에서 공식에 따라 내면의 세계로 집중을 추진해가면 점차로 수동적 주의 집중 상태에 들어가게 된다. 그리하여 연습자의 심신은 매우 평정된 상태로 들어가게 된다.

이때 연습자가 정상적인 경우에는 모든 심리적·생리적 기능이 발달하고 개선되어 어떤 상황에서도 잘 대처할 수 있는 적응력을 지니게 된다. 그리고 자기규제력이 증가하고 통찰력이 길러지는 것은 물론 정신적인 안정감을 얻게 되고, 궁극적으로는 고도의 인격 수양도 실현된다.

건강에 이상이 있는 연습자의 경우는 우선 신경증이나 정신 혹은 신체 증상을 포함한 이상 행동이 제어된다. 즉 간단한 증세 해소 상태 정도로 그치는 것이 아니라 훈련 단계를 적절히 발전시킴에 따라 정신적·신체적 기능의 적응적 평형이 회복되고, 자기비판·자기제어·자기결정 능력이 배양되며, 어떠한 환경에서도 강력히 대응할 수 있는 적응력을 가지게 된다.

① 심신이 평정되어 느긋하고 편안해진다.

② 피로가 급속히 가시고 활력이 소생한다.

③ 스트레스에 강한 힘이 생긴다.

④ 신경질적 성격이 원만하게 바뀐다.

⑤ 자연치유력의 활성화로 병이 잘 낫는다.

⑥ 일의 능력이 배가된다.

⑦ 쉽게 잠들 수 있고 숙면을 취하게 된다.

⑧ 영감력이 발달하고 명지(明智) 명안(名案)이 열린다.

⑨ 집중력이 놀랍게 향상된다.

⑩ 유쾌한 기분 활성화로 삶이 즐거워진다.

자율훈련법과 한의학

한의학적 관점에서 이완은 경락이 순조롭게 운행해 오장(五臟)의 기능이 조절, 개선되고 아울러 인체의 세 가지 보물인 정(精) · 기(氣) · 신(神)을 연마해 인체 생명활동이 개선되는 것이다.

현대 의학적 관점에서 자율훈련법의 이완 기법들은 인체 내의 대뇌피질과 부신의 스트레스 기능 개선의 영향을 주어서 생체의 항상성을 유지하는 데 기여하는 것으로 보여진다. 특히 스트레스가 많고 긴장하기 쉬운 현대사회에서는 부교감신경계의 활성화와 스트레스를 감소시키는 방법을 주로 사용하여 인체의 항상성을 유지하게 된다.

자율훈련법에서 사용되는 자기암시를 통한 이완과, 단계적으로 이완에 집중적으로 활용되어지는 부위들은 한의학적 관점에서도 중요하게 여기는 부위들과 부합한다. 한의학에서도 그러한 부위들을 의념하거나 치료하여 기타 여러 가지 질환들을 관리한다는 측면에서 이해한다면, 그 부위들을 이완시킴으로써 일정 부분 같은 효과를 기대할 수 있을 것이다.

실행 POINT

기혈 순환에 좋은 태극권의 건신양생공(健身養生功)

태극권은 '토납(吐納), 양생술(養生術)', '경락학설'을 무술에 접목해 만든 것으로, 수신양성(修身養性)과 신체 건강, 기격(技擊) 방법 등을 하나로 통합하고 태극사상 철학을 권의 이론으로 삼고 있다.
건신양생공은 진식태극권에서 사용하는 태극권을 하기 전에 하는 일종의 준비운동으로, 전신을 부드럽게 풀어주고 기혈을 순환시키는 효과가 있다. 매일 아침저녁으로 하거나 시간이 날 때마다 하면 부족한 운동량을 보충하고 스트레스 해소에 도움을 주며 순환과 대사작용을 높일 수 있다.

1. 두경(頭頸) 운동	**(목 운동)** 목을 축으로 삼아 8회 돌린다. 반대 방향으로 8회 돌린다.
2. 완관절(腕關節) 운동	**(손목 운동)** 양손을 가슴 앞에서 깍지를 끼고 손목을 축으로 앞뒤로 돌린다.
3. 주관절(肘關節) 운동	**(팔꿈치 운동)** 배 앞에서 손으로 동그라미를 그리듯이 돌리며 팔꿈치를 풀어준다.

4. 견관절(肩關節) 운동　　　**(어깨 운동)**

　　　　　　　　　　　　손끝을 모아 어깨에 대고 팔꿈치를 돌린다. 앞뒤로 8회씩 한다.

5. 솔비(甩臂) 운동　　　　**(팔 돌리기 운동)**

　　　　　　　　　　　　한손은 가슴에 대고 다른 손을 돌린다. 8회 돌리고 반대로 한다.

6. 확흉(擴胸) 운동　　　　**(가슴 펴기 운동)**

　　　　　　　　　　　　양 주먹을 가슴 앞에 모은 후 양 팔꿈치를 바깥쪽으로 펴면서
　　　　　　　　　　　　가슴을 벌린다. 2회 한 뒤에 팔을 펴고 손바닥을 하늘로 향해
　　　　　　　　　　　　펼쳐준다.

7. 진비(振臂) 운동　　　　**(팔 흔들기 운동)**

　　　　　　　　　　　　한 손은 위로 다른 손은 아래로 뒤로 4회 밀듯이 좌우로 흔든다.

8. 전요(轉腰) 운동　　　　**(허리 돌리기 운동)**

　　　　　　　　　　　　양손을 가슴 앞에서 주먹을 쥐고 허리를 좌우로 2회씩 흔든다.

9. 윤비박타(掄臂拍打) 운동　**(팔 휘둘러치기 운동)**

　　　　　　　　　　　　양팔을 휘두르며 몸통을 친다.

10. 관관절(髖關節) 운동　　**(엉덩이 운동)**

　　　　　　　　　　　　손바닥을 허리에 대고 엉덩이를 돌려준다. 좌우로 8회씩 한다.

11. 궁보압과(弓步壓胯) 운동　**(골반 운동)**

　　　　　　　　　　　　궁보 자세를 취하고 과부를 아래로 누르며 낮춘다.

12. 슬관절(膝關節) 운동　　**(무릎 운동)**

　　　　　　　　　　　　양손으로 무릎을 살짝 누르며 무릎을 안팎으로 8회씩 돌린다.

13. 과관절(踝關節) 운동　　**(발목 운동)**

　　　　　　　　　　　　한 발에 중심을 두고 다른 발끝을 땅에 대고 발목을 돌려 푼다.

14. 탄두방송(彈抖放鬆) 운동　**(마무리 운동)**

　　　　　　　　　　　　한 발에 중심을 두고 다른 발을 중심을 둔 발 방향으로 털어준
　　　　　　　　　　　　다. 이때 양팔도 같은 방향으로 털어준다.

6

K-Detox,
식습관이 80%를 차지한다

시행 초기, 음식 조절로 독소의 유입을 막아라

음식을 조절하는 것은 독소 배출에 있어서 중요한, 거의 절대적이라 할 수 있는 요건이다. 특히 K-Detox 요법의 초기에는 식사량을 절반 이하로 줄이거나 생식 등을 통한 절식을 통해 독소의 가장 많은 유입 통로를 일시적으로라도 최대한 차단시켜야 한다.

그래야만 몸속에 다량으로 쌓여 있는 독소의 배설을 촉진시키는 데 도움이 된다.

인체의 지방은 여러 가지 노폐물과 화학물질 등의 독소를 움켜쥐고 결합되어 있는 경우가 많다. (한 예로, 일본에서는 다이어트 도중에 지방이 분해되며 지방에 축적되어 있던 농약 독소가 혈액 속으로 급격히 유입되어 농약중독에 걸린 사례가 있다.)

거기다 인스턴트 음식에 익숙한 현대인들은 대부분 미네랄과 비타민, 식이섬유, 효소 등의 영양은 부족하고 지방이나 탄수화물, 단백질 등의 영양은 과잉상태라서 체내에 불필요하게 자리잡고 축적된 지방을 어느 정도 분해시키지 않으면 독소를 배출하기 위한 인체의 기혈순환이 제대로 이루어지기 어렵다.

초기의 절식 이후에도 K-Detox를 진행하는 동안에는 본래 지금까지 식사량의 70% 내외로 소식하는 것이 독소를 분해하고 배출하는 데 좋다고 본다.

이러한 소식에 대한 동물실험 결과를 몇 가지 예로 들자면, 일본의 도카이 대학의 다스케 세이케이 교수 실험의 경우, 음식을 100% 먹인 쥐의 수명은 평균 74주였고, 80% 먹인 쥐의 수명은 122주였다고 한다. 그리고 음식을 80% 먹은 쥐 26마리 중 7마리가 암에 걸렸으나, 50% 먹은 쥐는 28마리 중 한 마리도 암에 걸리지 않았다.

또한 미국 위스콘신-매디슨 대학교의 리처드 와인드럭 교수 팀은 흥미로운 실험을 했는데, 리서스 원숭이 76마리를 대상으로 두 그룹으로 나누어 식사량을 30% 차이를 두고 20년간 실험을 진행하였다. 그 결과 33마리가 살아 있는데, 그중 마음껏 먹은 그룹에선 단 13마리만이 살아남은 반면, 칼로리 제한 그룹에서는 20마리나 살아남았다고 한다.

그뿐 아니라, 칼로리를 제한 섭취한 원숭이의 사망률은 20%에 불과했지만 마음껏 먹은 그룹은 50%나 됐다. 저칼로리 식사를 해온 원숭이들에서는 암, 심장혈관 질환이 적었고 기억을 담당하는 뇌 부위가 건강했으며 일반적으로 원숭이가 잘 걸리는 당뇨병도 나타나지 않았다.

그리고 최근 영국에서는 원숭이들에게 실시한 실험을 근거로 사람에게 적용하게 된다면 약 40%의 식사량을 줄이는 경우, 20년의 수명이 늘어날 수 있다고 발표하였다.

질 좋은 것으로 채워야
노폐물이 배출된다

　과잉된 영양과 부족한 생명력으로 채운 우리의 몸은 크기만 하고 속은 텅 빈 풍선이나 다름없다. 그런 상황에 독소와 노폐물을 어찌 비울 수 있을까? 무언가를 비우기 위해서는 먼저 채워야 하는 법이다.

　좋은 물, 좋은 영양을 충분히 공급해서 인체의 약화된 생명 에너지를 회복시키고 부족한 생명의 정(精)을 가득 채워야 근본적인 장부의 기능과 혈액의 흐름, 독소와 노폐물의 배출기능이 높아져 올바른 해독(디톡스)이 가능해진다.

　K-Detox는 이러한 원리에 따라 과잉된 영양과 화학물질은 최대한 제한하고, 부족한 영양과 생명력은 높여주며 인체가 본래부터 가지고 있는 생명력과 해독능력을 극대화하여 스스로를 교정해가는

것을 목적으로 삼고 있다.

인스턴트와 화학조미료에 길들여진 잘못된 식습관과 작은 움직임도 귀찮아하는 운동습관을 교정하며, 마음을 편히 하고 충분한 숙면을 취하여 면역력과 생명력을 높임으로 독소와 노폐물의 분해 배출을 돕는 것이다.

책의 첫 장부터 계속 이야기한 잡곡밥과 산나물, 발효식품, 각종 식품의 독소를 줄이고 생명력을 높이는 연단의 법제방법, 그리고 혈액순환을 위한 적절한 운동요법, 마음의 안정 등이 K-Detox의 전부이자 실체라 할 수 있다.

어떠한 특정한 요법을 맹신하기보다는 먼저 우리가 독소에서 벗어나기 위해서는 어찌해야 하는지를 생각하고 고민하여 스스로 의지를 세워 실행해 나가는 것이 중요하다.

현대생활을 하며 집에서는 몰라도 외부에서는 질 좋은 식단을 항상 먹기 힘들다면 최대한 자신에 맞는 방법을 택해야 한다.

도시락을 싸들고 다닐 수도 있고, 외부의 식사는 생식 등을 구입해 먹을 수도 있을 것이다. 그것도 힘들다면 최소한 패스트푸드와 인스턴트식품, 피자나 치킨, 라면, 중식, 탄산음료와 즉석식품들은 피하고, 쉽게 찾을 수 있는 쌈밥, 보리밥 식당이나 된장, 청국장 같은 음식 류, 버섯과 신선한 야채가 많이 들어간 식단을 찾아 섭취하도록 해야 한다.

화학조미료와 정제염, 설탕 등에 적응된 미각이 해독이 되고 몸이 맑아져 감에 따라 서서히 본래의 기능을 되찾게 되면 몸에 좋지 않은 식품들은 저절로 멀리하게 될 것이다.

꼭 지켜야 할 것은 되도록 철저하게 화학조미료와 정제염, 정제설탕 등은 피하는 것이다. 적은 양이라도 지속적으로 그러한 것이 들어올 경우에는 인체가 해독과 정화에 집중할 수 없어 독소와 노폐물의 배설이 한없이 느려질 수 있으니 최대한 단절시키는 것이 중요하다.

그러니 가정에서 소금은 장류와 미네랄을 풍부하게 함유하고 환원력이 좋은 천일염, 토판염 또는 구운 소금(죽염 등)을 통해 섭취하도록 하며, 설탕은 유기농 흑설탕이나 꿀, 천연 메이플 시럽 등으로 대용한다.

특히 정제당의 과도한 섭취는 체내의 칼슘을 배출시키며 아이들에게는 집중력과 사고력의 저하를 일으켜 스트레스에 약하고 성질이 급한 경향을 나타내게 한다. 그리고 당류의 체내 분해 시 비타민 B1을 소모하므로 현기증, 빈혈, 우울증, 기억장애와 같은 문제를 일으킬 수도 있다.

자연스럽게 자란 식재료가
생명력이 풍부하다

현재를 살아가는 우리는 영양의 과잉과 부족을 동시에 지니고 있다. 인스턴트와 육류 등으로 뒤틀어진 식생활은 인체에 지방을 축적하게 하고, 혈관을 경화시키며 간과 신장에 부담을 주어 요산 등의 수치를 높인다.

외부에서 들어오는 독소와 공해물질의 위험도 있지만, 이처럼 과잉된 영양소를 분해하고 축적하는 과정에 쌓이는 내독소(內毒素)의 문제 또한 심각하다.

거기다 균형이 깨진 성분학과 칼로리학의 맹신으로 인해 실제 생명력에 도움이 되거나 영양소를 분해하여 에너지로 전환시키는 항산화 영양소나 효소 같은 성분들, 성분학적으로 아직 완전히 밝히기 불가능한 생명력의 활성화를 돕는 미지의 물질들은 옛날에 비해 매우 부족한 상황이다.

식물은 환경에 적응하기 위하여 자외선을 흡수해 무해하게 변환하는 물질과 병균과 해충을 막기 위한 항산화물질을 생성한다. 실제로 햇볕이나 비바람, 해충과 같은 외부자극을 막는 비닐하우스에서 자란 식물은 충분한 자극을 받은 노지 재배식물보다 식물화학물질이 적게 들어 있다.

1950년도에는 시금치 100g당 비타민이 150mg 함유되어 있었으나 2000년도에는 함유된 비타민이 35mg으로 줄고, 철분도 13mg에서 2mg으로 줄어들었다고 한다. 과학적 성분검사에서는 미량의 미네랄이나 비타민 같은 극미량을 제외한 성분은 비슷하다.

하지만 야생에서 산속의 기운을 받고 자란 산삼과 밭에서 농약과 비료로 자란 인삼의 약효는 같을 수가 없으며, 산이나 노지에서 바람과 비와 햇볕과 달빛 아래에서 자라난 야채와 나물들과 비닐하우스에서 넘치는 화학비료와 숨 쉬기 힘든 재배환경에서 급속도로 자라나며 크기만 커진 야채와 나물들의 맛과 생명력은 비교할 수 없다.

이처럼 식재료 자체가 갖는 생명력은 아직 현대과학의 성분학 수준으로는 충분한 증명이 어렵다.

하지만 누구라도 철장에 가둬두고 화학물질로 만든 호르몬제와 항생제가 섞인 사료를 먹으며, 백열등 아래서 밤낮없이 몽롱하게 죽을 때까지 알을 낳는 닭으로 만든 삼계탕보다는, 스트레스 없이 넓은 마당을 마음껏 뛰놀며 흙을 헤집어 벌레를 잡아먹고 새벽마다 우렁차게 울며 자라난 닭으로 만든 생명력 넘치는 삼계탕을 먹고 싶을 것이다.

제대로 디톡스 요법을 시행하기 위해서는 생명력을 높이는, 한의학에서 말하는 정(精)이 넘치는 식단으로 바뀌어야 한다.

겉모양이 예쁘고 크다고 좋은 게 아니다. 하우스에서 자라 크기가 크고 예쁜 배추와 열무보다는, 노지에서 자라 비리비리하고, 벌레가 먹어 구멍이 뚫리고, 씹는 질감도 좀 질긴, 섬유소와 생명력이 풍부한 배추와 열무로 만든 김치가 훨씬 맛있다. 이처럼 겉으로 풍부하고 영양이 많을 것 같은 음식물보다는 간소해 보여도 알차고, 생명력 넘치고, 속이 든든한 음식물을 먹어야 한다.

K-Detox 요법은 어찌 보면 단순하면서도 간단하지만 이미 축적된 독소와 노폐물로 인해 질병을 앓고 있어 제대로 된 실행이 어려운 경우, 또는 아무리 노력해도 K-Detox에서 제시한 요법들을 완전히 따라가기 힘들어 제대로 된 효과를 보기 힘든 경우가 있다.

이에 대해 다각도로 연구하여 연단의 법제 방법과 한의학적 원리를 적용하여 K-Detox 식단에 몇 가지 도움을 줄 수 있는 약물들을 개발하여 임상을 거쳐 일반인들에게 제시할 수 있게 된 것도 있다. 이러한 전문적인 치료와 도움이 필요한 경우에는 식단을 지키는 것과 함께 한의원에서 보조처방을 받아 사용하는 것이 좋다.

하지만 알아둘 것은 보조처방은 어디까지나 K-Detox의 보조적인 역할을 할 뿐, 그 자체가 본체가 되는 것은 아니다.

만약 그렇다면 지금까지 누누이 말해 온 모든 것이 필요 없을 것이다. 그저 편하게 약만 먹으면 독소든 뭐든 다 배출되고 저절로 건강해지는데 무슨 걱정인가?

아쉽게도 세상에 그런 약은 존재하지 않는다. 양약이든 한약이든 약에 대한 맹신은 버려야 한다. 약만으로 이룰 수 있는 것은 아무것도 없다.

머릿속으로 생각만 할 것이 아니라 실제로 행동하며 행해야 하며 지금까지 말한 음식과 운동, 환경의 개선, 마음의 안정을 비롯해서 모든 면에서 모두 최선을 다해야 한다.

약이 중요한 것이 아니라 행하는 이의 정성이 가장 중요함을 잊어서는 안 된다는 것이다.

CHECK

식물화학물질

지금까지 영양학이나 약리학에서는 유효 성분을 위주로 식물의 영양이나 효능을 연구해왔으나 최근에는 식물에 함유된 색소나 향기 등 지금까지 중요하게 연구하지 않았던 성분들을 식물화학물질이라 명칭하며 주목하고 있다.

이러한 것들이 식재료 자체가 갖는 생명력에 가까운 부분이라 할 수 있는데, 연구에서는 식물화학물질들이 면역력을 높이고 여러 가지 질병 예방에 도움이 되는 항산화 영양소로 주목을 끌고 있다. 레드와인에 풍부한 것으로 유명한 폴리페놀, 수박이나 토마토 등 붉은색을 내는 성분인 리코핀, 콩의 이소플라본, 녹차의 카테킨, 깨의 리그난 등이 활성산소 제거, 손상된 세포(유전자) 복구, 암세포 증식 방지, 감염증에 대한 저항력 강화, 면역력 향상, 기억력, 집중력 강화, 알츠하이머 예방, 노화 방지 등의 효과가 있는 식물화학물질로 알려져 있다.

간을 정화하고 담을 제거하는
식단으로 내 몸 되살리기

K-Detox는 인체에 자극을 주거나 무리를 주는 방법을 사용하지 않고 우리 몸에 익숙한 전통 식단을 통해 독소의 배설을 도우며, 인체의 생명력인 원기(元氣)를 증강시킬 수 있는 요법이다.

우리 주변에 흔한 식재료와 한약재를 연단의 방법을 통해 정화하여 생명력을 높이는 식단은 어찌보면 간단하나, 실제로 K-Detox에서 제시한 요법들을 완전히 따라가기 힘들어 제대로 된 효과를 보기 힘든 경우도 있을 것이다.

K-Detox를 실행할 때 무엇보다 산채나물과 발효식품, 법제한 잡곡밥을 섭취하거나 최대한 그에 근접한 식단을 따라가는 것이 중요하다. 생명력이 높은 영양 물질의 섭취량을 높여야만 간의 해독 기

능을 활성화되어 올바른 효과를 볼 수 있다.

간을 정화하는 음식

간의 기운을 회복시키고 간 속의 노폐물과 독소를 밖으로 배출시키고 대장을 소통시킴으로써 인체의 체액 불균형을 바로잡는 데 도움을 주는 음식으로는 산채나물류가 가장 대표적이다. 그 외에 바나나 등의 과일류(특히 크랜베리·블루베리 같은 베리류), 파프리카·오이·콩나물·미나리·당근·무·양파·고추·상추·우엉·연근 등의 채소류, 팽이버섯·표고버섯·느타리버섯·새송이버섯 등의 버섯류, 법제된 곡물류, 김·미역·파래 등의 해조류, 간장·된장·고추장·청국장 수제요구르트 등의 발효식품류가 이에 속한다.

되도록 신선하고 무농약 유기농으로 키운 것이 좋으며 깨끗이 씻은 후 끓는 물에 살짝 데치거나 하는 법제를 거친 뒤에 요리해 먹는 것이 좋다.

간과 대장을 정화하는 식단을 지속적으로 생활화하면 초기에 가스가 많이 차거나 배변횟수와 양이 늘어날 수 있으며 악취가 나는 녹색 혹은 검푸른 변을 보기도 하고 한동안 설사를 하기도 한다.

사람에 따라서는 오른쪽 옆구리가 뻐근해지거나 갈비뼈 밑의 간 부위가 물파스를 바른 듯 시원해지는 느낌이 드는 경우도 있으며, 피로해져 심하게 잠이 쏟아지거나 하는 경우도 있다.

모두 간이 정화되고 활성화되며 생기는 현상으로, 몸속 깊은 곳에 숨어있는 독소와 노폐물들이 빠져나오는 자정작용에 의한 증상이다. 이때는 몸과 마음을 안정시키고 충분한 휴식을 취하는 것이 좋다.

담(痰)을 제거하고 피를 맑게 하는 음식

우리의 식탁에서 더덕이나 잔대, 도라지 등의 뿌리(근류) 음식들은 공해에 따른 오염과 운동량이 부족해서 오는 '기(氣)의 응체로 인한 노폐물과 독소'의 제거에 도움을 준다. 또한 폐와 위에 축적된 담(독소와 노폐물의 총칭)을 없애고, 피를 맑게 하는 작용을 한다.

체내에 담이 많고, 공해로 인해 폐 기능이 저하되고 기관지가 약한 경우, 위장 및 소화기 기능이 저하되어 영양분의 흡수가 부족하고 담이 잘 걸리는 경우, 스트레스가 많아 목과 어깨가 굳고 긴장이 심한 경우, 독소가 누적되어 순환이 원활하지 못한 경우에 발효 숙성된 장류로 양념한 더덕, 잔대, 도라지 등의 근류 나물을 식사 때마다 충분히 복용하면 회복에 도움을 받을 수 있다.

그 외 K-Detox 요법을 보조하는 차 만들기

가정에서 끓여 먹는
영지대추차　　　심신을 안정시키고 운동 요법을 할 때, 독소 배출의 능률을 올릴 수 있는 K-Detox 요법에 맞으며 가정에서 손쉽게 직접 달여서 먹을 수 있는 차로 영지대추가가 있다.

영지대추차의 경우는 심신을 이완시키는 명상을 하거나 족욕, 반신욕 등을 할 때 순환을 돕고 노폐물 배출에 도움을 주며, 운동 요법을 위주로 하는 경우에는 오가피를 같은 방식으로 달여서 먹는 것도 좋다.

① 우선 영지 50g, 대추 30g, 홍삼 15g, 물 2ml를 준비한다.

② 달일 때는 내열유리나 도자기류를 사용하며, 되도록 핫플레이트 등 전자파가 많이 발생하는 전열기 사용은 피하는 게 좋다.

③ 약재를 넣고 달여서 물이 끓어오를 정도가 되면(팔팔 끓기 전에 부글거리는 정도) 불을 최대한 약하게 줄여 최소 4시간 이상 달인다 (본래는 24시간에서 120시간 정도 달여야 하나 이는 가정에서 행하기 어렵다).

④ 중간에 물을 더 넣어서는 안 되며, 물이 많이 줄어들면 시간이 안 되었어도 그대로 불을 끄고 식혀 마신다. 냉장고에 보관하여 시원하게 먹어도 된다.

영지대추차 복용 시 주의점

K-Detox 식단과 영지대추차를 상시 복용할 경우 도인법, 기공, 요가, 태극권, 반신욕, 족욕 등을 하면 땀, 소변, 대변 등에서 악취가 날 수 있다. 복용 초기에는 악취가 나는 방귀가 심하게 자주 나오거나 눈꼽이나 코딱지, 귀지 등이 늘어나기도 하며 구취가 심해지거나, 복용 기간 중 얼굴 모공을 통해 탁한 기름기가 배어나와 병든 것처럼 검고 탁해 보일 수도 있다. 비듬이나 피부가 붉어지거나 가려움증 등이 일어나기도 한다.

뿜어져 나오는 독소의 배설 과정에 일어나는 일종의 자가중독 증세라 할 수 있는데, 심리적으로도 불안해지거나 답답하고 기분이 저하되는 등의 증세가 올 수도 있다.

일부의 경우는 예전에 수술받거나 다쳤던 부위가 다시 아파오고 잠들 때 가위에 눌리거나 밀폐된 공간에서 불안증이 심해지는 경우도 있으며, 감기몸살과 비슷한 증상이 나타날 수 있으므로 몸을 따뜻하게 해야 한다.

복용 시 경우에 따라서 두통과 심한 졸음이 나타날 수 있으니 집중을 요하는 위험한 작업이나, 운전 시에는 유의해야 한다.

독소와 노폐물, 심리적 스트레스 등으로 인해 혈액이 맑지 못하고 체액의 순환이 잘되지 않는 경우에 도움이 되며, 면역 기능을 강화하고 독소를 배출한다. 인체 내 수승화강의 작용을 돕기에 혈액순환이 원활하지 못해 생기는 만성염증, 종양, 수족냉증, 대사기능장애, 피부미용 개선 등에 도움을 줄 수 있다.

인체로 독소가 유입되는 경로	유입되는 독소의 예	대처 방법
음식의 독소 내가 먹고 있는 음식이 독소의 주범	• 정백당, 정제염, 인공색소, 화학조미료, 합성향료 등이 다량 들어 있는 음식류 (즉석식품, 냉동식품, 패스트 푸드, 빙과류, 음료수, 쥬스류, 라면류, 과자 등) • 여러 차례 튀겨 산패한 기름이나, 몸에 좋지 않은 기름을 사용하는 음식류 (어묵, 튀김류, 햄버거, 피자, 치킨, 돈가스, 분식류, 중국음식 등) • 구워먹는 육류와 호르몬제와 항생제를 통해 생산된 모든 육류와 고온살균된 우유 (삼겹살이나 등심 같은 구워먹는 방식의 고기류, 좋지 않은 환경에서 생산된 모든 육류와 고온살균된 우유 및 유제품들) • 유전자 조작 식물 (수입된 유채씨, 콩, 옥수수, 감자, 밀가루를 쓰는 제품들은 유전자 조작한 작물인지 확인이 필요) • 진짜 식품의 맛이 아닌 인공향, 인공색소, 합성감미료 등이 들어간 일체의 식품군	• 화학합성물을 사용하지 않는 천연의 재료를 법제하고, 효소가 풍부한 발효식품을 이용하는 K–Detox 식이요법 식단을 활용하거나, 외식이나 가정에서도 법제 방법 등이 불가능한 부득이한 경우에는 자연식, 전통식 식단에 최대한 가까운 식생활을 유지하도록 한다.
생활환경의 독소 천연을 즐겨라	• 합성섬유로 만들어진 옷과 침구류 (나일론과 폴리에스테르 섬유 등 화학합성으로 만들어진 일체의 옷과 속옷, 침구류) • 화학합성물질과 방부제로 만들어진 일체의 화장품류, 비누 및 샴푸, 린스, 바디워시류 • 미세먼지, 매연, 환경호르몬이 가득한 공기 • 트로할로메탄, 유기염소화합물이 들어 있는 수돗물	• 면, 삼베, 모시 등의 천연섬유를 사용한 속옷과 의복, 침구류를 사용한다. • 천연재료로 만들어진 화장품과 비누, 샴푸류 등을 사용한다. • 천연활성탄과 숯, 공기청정기를 사용하되, 공기청정기는 필터 관리를 철저히 한다. • 음식을 조리하고 마시는 물은 정수기를 사용하고, 샤워하는 물은 염소가 제거되는 연수기를 사용한다.
마음의 독소 화병, 움직이고 순환시켜 배출해야 해소된다	• 복잡한 사회구조 속에서 야기되는 여러 가지 심리적 스트레스 • 자동차와 대중교통, 사무실 생활 등으로 인해 생기는 운동부족	• 마음의 안정과 몸의 움직임을 주어 체내의 순환을 원활하게 도와주는 기공, 명상, 도인법, 요가, 태극권, 등산, 스트레칭 등의 운동을 지속적으로 행한다.

K-Detox 실행하기

백일축기(百日築基)

백일축기(百日築基)의 의미를 한문으로 그대로 풀자면 쌓을 '축(築)'자와 기초, 기틀, 터를 뜻하는 '기(基)'자로, 즉 백 일간 기초, 터를 닦는다는 뜻이다.

몸과 마음을 정갈히 하고 노력을 하였을 때 인체가 정화되고 다시 태어날 수 있는 기반을 이루는 데 백 일 정도가 걸린다는 뜻인데, 실제 백 일이란 의미는 사람마다 계획을 지키려 하는 마음가짐과 노력이 틀리므로 상징적일 뿐 사실은 전부 다르게 적용된다고 보아야 한다.

옛날부터 백일기도니 하며 백 일을 기준으로 하는 것에는 무엇보다 큰 의미가 있는데, 백 일간 스스로의 몸과 마음을 단련하여 의지를 세우는 것이다.

불교에서 말하는 '초발심'이나 기독교에서 말하는 '믿음', 모두 사람이 세우는 '의지'의 표현이다.

중국의 제갈량은 '모사제인 성사제천(謀事製人 成事製天)'이라 하였다. 뜻은 사람이 세우나 그 뜻을 이루는 것은 하늘에 달려있다는 말이다.

의지를 세우고 하늘의 뜻을 기다린다는 것이다.

사람의 몸에 생기는 병이나 독소는 현대사회에서 어쩔 수 없이 발생되는 문제이기도 하지만, 스스로의 몸과 마음을 돌보지 않고, 나쁜 습관을 들여 그 습관에서 벗어나지 못한 문제가 제일 크다고 볼 수 있다.

실례로 성인병이라 불리던 만성질환들인 비만, 고혈압, 고지혈증, 당뇨 등은 예전과 달리 '생활습관병'으로 불리고 있다.

생활습관병은 식생활, 운동, 음주, 흡연 등 생활습관 개선을 통해 질병의 발생과 진행을 억제할 수 있는 질환을 뜻한다. 한마디로 일상생활의 잘못된 습관과 행태로 인해 생기는 병이란 의미이다.

독소가 쌓이고, 몸에 문제가 생길 때쯤에는 이미 나쁜 습관이나 버릇이 들여 있는 경우가 대부분이다. 그럴 경우 단기간 약을 먹고 음식을 조절하고 운동을 한다 하여도 다시 잘못된 습관을 버리지 못하고 본래 상태로 되돌아가 버리는 경우가 많다.

백일축기의 의미는 백 일간 스스로 의지를 다잡고 몸과 마음을 정갈히 하여 그러한 나쁜 습관이나 버릇을 최소화시키는 데 목적을 두어야 한다. 또한 처음 시작하는 사람은 먼저 7일, 15일 정도의 단위로 실행을 해보고, 30일, 100일 단위로 기록을 하며 계획성 있게 행하는 것이 좋다.

K-Detox 자가 체크 일지

20 년 월 일부터 ~ 20 년 월 일까지

	월	화	수	목	금	토	일
기상시간							
아침식사 (종류 및 70% 소식 확인)							
점심식사 (종류 및 70% 소식 확인)							
저녁식사 (종류 및 70% 소식 확인)							
간식							
1일 물 섭취량 (1,500~2,000cc)							
운동요법							
족욕 · 반신욕 건포 · 냉수마찰							
배변의 상태							
취침시간							
총 수면시간							
일일 평가 (뒤돌아보기)							
주중 평가 & 목표 설정							

※www.k-detox.co.kr에서 자가 체크 일지 양식을 다운 받을 수 있다.

K-Detox 자가 체크 일지 (예시표)

20 년 월 일부터 ~ 20 년 월 일까지

	월	화	수	목	금	토	일
기상시간	7시 30분	7시 15분	6시 30분	6시 50분	7시 05분	7시 00분	8시 50분
아침식사 (종류 및 70% 소식 확인)	오곡밥(소식) 버섯 된장찌개,김치, 고사리, 호박 커피(원두, 블랙)	생식 (저지방 우유) 바나나1송이 아콘1개	바나나2송이 아콘 1개 커피(원두, 블랙)	생식 (저지방 우유) 아콘1개 참외1개	오곡밥(소식) 콩비지찌개 김, 더덕무 침, 고사리	오곡밥 (소식) 아욱된장국 김, 시금치, 숙주 나물, 취나물	늦잠자서 아콘 한개만
점심식사 (종류 및 70% 소식 확인)	오곡밥(소식) 버섯 많은 순두부 찌개 김치, 취나물, 시래기 커피(인스턴트, 블랙)	외식함 (좀 배부르게) 보리밥에 나물 많이 나오는 보리밥 정식	집에서 싼 오곡밥 도시락 (고사리,숙주, 도라지,더덕구이,갓김치)	바나나1송이 감자2덩이 생식 (저지방우유) 커피 (인스턴트, 블랙 에 시럽만 약간)	오곡밥 도시락 미역국 양배추쌈, 미나 리무침, 더덕짱 아찌, 취나물, 시 금치, 시래기	외식함 (평소보다 많이 반성중) 보쌈 정식, 각종 쌈과 야채, 나물 를 많이 섭취함	오곡밥(소식) 콩비지찌개 시래기, 더덕무 침, 고사리, 숙주 나물, 취나물, 가 지나물
저녁식사 (종류 및 70% 소식 확인)	오곡밥(소식) 맑은 미역국 김치, 김, 고추잎, 참나물, 미나리, 씀바귀, 도라지, 더덕구이	오곡밥(소식) 콩나물국 마늘쫑, 부추, 상 추쌈, 더덕무침 새송이구이, 산 나물 여러가지	오곡밥(소식) 김국(계란 풀어 서) 우무(우뭇가사 리), 시래기 표 고, 팽이전	오곡밥(소식) 배추된장국 연근, 시래기, 시 금치, 도라지, 가 지, 취나물	회식으로 인해 외식 (K-Detox하기에 수육을 먹자고 장, 수육은 조금 먹고 배추 많이 먹음) 술도 2잔	오곡밥(소식) 김치찌개 곤드레, 시래기, 무나물, 호박, 총 각김치, 파김치, 더덕구이	오곡밥(소식) 청국장(슴슴하 게) 동치미, 두릅, 도 라지, 다시마쌈, 명이, 참나물, 미 나리
간식	옥수수2개, 무설탕 직접 만든 요구르트	고구마1개, 생과일로 만든 오렌지주스	마즙 1잔, 강냉이, 바나 나 1송이	감자2개, 무가당 두유1잔	토마토 2개, 아콘 1개	방울토마토 200g, 칩즙1잔	사과,당근 갈아 넣은 녹즙 1잔, 옥수수1개 고구마1개
1일 물 섭취량 (1,500~2,000cc)	생수(200cc) 7잔	생수(1500cc) 1병	생수(200cc) 4잔	생수(500cc) 1병	생수(2L) 1병	생수(200cc) 2잔	생수(200cc) 5잔
운동요법	스트레칭 15분 빨리걷기20분 명상 15분	스트레칭15분 아침산보 30분 이완요법 15분	스트레칭 15 분	스트레칭 15분 이완요법 15분	피트니스센터 등록 요가1시간	집에서 어제 배운 요가 자세 30분	요가 30분, 이완요법 15분, 명상 15분
족욕·반신욕 건포·냉수마찰	족욕15분	반신욕 30분	반신욕 25분	족욕 60분 (TV시청하며)	반신욕 30분	샤워하고 냉수마찰 후 수건으로 건포마찰	반신욕 후 건포마찰
배변의 상태	하루3회 변의 냄새가 심하다	하루2회 변이 색이 검푸르다	하루3회 방귀가 많이 나온다	하루4회 뱃속이 시원하다	하루2회 변이 둥둥 뜬다	하루2회 변이 좀 풀어진다	하루4회 냄새가 많이 사라졌다
취침시간	23시 30분	23시	22시 40분	22시 50분	23시 30분	24시 50분	22시 50분
총 수면시간	8시간	7시간45분	7시간30분	8시간10분	8시간15분	7시간30분	8시간
일일 평가 (뒤돌아보기)	변이 잘 나오는 것 같다	소변도 많이 나오고 변 색깔도 이상 하다. 독소가 나 오는 건가?	방귀쟁이가 되었다	변을 많이 보니 옆구리가 시원 하다	몸이 좀 가볍다	생수를 좀 적게 마셨음	몸이 평소보다 가볍다

주중 평가 & 목표 설정

· 외식을 더 줄이고, 아침 생식량을 늘려서 더 많은 독소를 빼야겠다.
· 소식을 하는데도 불구하고 많은 변이 나온다. 거기다 변을 여러 차례 본날은 옆구리까지 가벼운 느낌이 든다.
· 참을 수 없는 쾌변의 중독성이랄까? 여기서 벗어날 수 있을지 모르겠다.
· 수분 섭취가 주중에 좀 모자랐던 것 같다. 전체적으로 슴슴하게 먹어서 그런지 생수 섭취량이 부족한 날도 부기가 빠진 것 같다.

《〈K-Detox 시행 단축표〉》

● 모든 식재료(곡물·육류·국물류 등)는 기본적으로 법제 과정을 통해 식재료가 가진 독소를 제거함으로써 소화흡수율을 높인다.

● 평소 먹는 양의 70% 정도만 섭취하며, 반찬은 약간 싱겁게 만들고, 국물은 먹는 양을 절반 정도로 줄인다.

● 맑은 생수를 하루에 2ml 이상 마신다.

● 태극권, 요가, 도인법, 체조·스트레칭, 정화 호흡, 명상, 산보, 조깅, 반신욕·족욕, 냉수·건포마찰, 유산소운동 등을 한다.

● 잡곡밥을 먹는다.
- 현미, 찹쌀, 녹미, 적미, 보리, 기장, 차조, 율무, 수수, 검정콩, 강낭콩, 완두콩, 백태, 황태, 녹두, 팥
- 흰밥을 제외하고 상기 곡물들을 기호에 맞게 5가지씩 혼합해 짓는다.
- K-Detox 과정에서 절식이 필요한 경우에는 법제를 통한 생식으로 대용한다.

● 국, 찌개
- 된장찌개, 청국장, 김치찌개, 된장국(아욱·시래기·시금치·배추), 콩나물국(콩나물·파·다시마·무·표고버섯·죽염), 미역국(미역·간장·죽염), 곰탕(법제한 뼈·파·죽염)
- 대사성 만성질환이 있는 경우에는 고염식을 조심해야 하며, 국물 섭취를 중지하거나 최소화한다.
- 생식 등 K-Detox 절식 단계를 시행할 경우에는 국물 섭취를 중지한다.

● 반찬
- 발효음식 : 김치(배추·무·동치미·갓·알타리·순무·물김치), 젓갈류, 장아찌류, 매실청
- 나물 : 고사리, 고비, 고춧잎, 곤드레, 명아주, 명이, 미나리, 돌나물, 가지, 취나물, 미나리, 쑥갓, 두릅, 참나물, 우거지, 시래기, 콩나물, 숙주나물, 시금치, 냉이,

달래, 씀바귀, 더덕, 도라지, 잔대, 죽순

- 채소 : 배추, 양배추, 상추, 호박잎, 머위잎, 콩잎, 깻잎, 파프리카, 오이, 당근, 무, 순무, 우엉, 연근, 토란, 마, 양파, 고추, 부추, 쪽파, 마늘쫑, 토마토
- 버섯류 : 팽이, 목이, 표고, 양송이, 새송이, 송이, 느타리버섯
- 해조류 : 미역, 다시마, 김, 파래, 매생이, 곤약, 한천
- 두부류 : 두부, 순두부, 콩비지(유전자 변형 콩, 탈지대두를 사용한 제품을 유의한다)
- 육류 및 어류 : 삶아서 기름을 빼거나, 양념에 재워 숙성시켜 찜한 육류 및 어류
  (K-Detox 심층 치료 중에는 육류와 어류, 기름기 있는 음식류를 일절 금한다.)
- 유제품 : 친환경 무호르몬·무항생제로 생산된 달걀, 저온살균 우유 및 당분없이 발효한 수제 요구르트 등의 유제품

●양념
- 유기농 간장·된장·청국장·고추장, 천일염, 토판염, 구운 소금, 죽염, 생강, 마늘, 파
- 유전자 변형 콩, 탈지대두를 사용한 제품에 유의한다.

●과일
- 사과, 배, 복숭아, 수박, 참외, 귤, 감, 포도, 자두, 딸기, 크랜베리, 블루베리, 키위, 체리, 오렌지, 파인애플, 멜론, 바나나, 야콘 등

●간식
- 고구마, 감자, 옥수수, 밤, 호두, 잣, 땅콩, 아몬드, 식혜, 수정과

●외식
- 보리밥, 쌈밥, 비빔밥, 된장찌개, 청국장, 김치찌개
- 육류(수육·보쌈·백숙·오리찜) 섭취 시 오이, 당근, 고추, 양파, 마늘 등의 채소와 함께 먹는다.
- K-Detox 과정에서 생식으로 절식 중이거나, 특정 질병으로 심층 치료 중일 경우에는 육류, 생선 등 기름기 있는 음식을 주의해야 한다.

K-Detox를 통한 다이어트

영양과잉의 시대, 그 원인은 무엇인가?

　세상은 다이어트 열풍이다. 혹자는 영양과잉의 시대를 살고 있는 우리의 숙명이라고 한다. 또 죽을 때까지 다이어트를 해야 한다고도 한다. 그런데 과연 우리가 정말로 영양과잉으로 인해 비대해지고 있는 것인지는 한번 생각해 볼 문제다.

　다이어트를 시작하는 대부분의 사람들은 식단을 절제하여 본래 과잉 축적된 에너지를 소모하게 만드는 방법을 사용한다. 특히 단기간에 살을 빼기 위해 극단적인 단식을 행하는 경우도 많이 있는 편이다.

　그것은 얼핏 들으면 그럴듯하다. 그렇지만 깊이 생각해보면 근본적인 문제를 해결하지 않고 당장의 지방을 분해한다는 생각만으로 다이어트를 하고 있는 것은 아닐까?

생명체는 스스로 먹이를 찾고, 눈으로 먹이의 상태를 확인한 후, 냄새를 맡아 부패나 기타 먹을 수 있는 영양소인지를 파악한다.

그 후 맛을 보아 자신에게 필요한 영양소를 흡수해 생명활동을 유지하도록 하게 되어 있다. 즉, 누군가 성분 분석하여 자신에게 필요한 적절한 양의 영양소가 들어 있는 음식을 칼로리까지 제시하지 않아도 본래부터 시각, 후각, 미각을 통해 자신에게 필요한 영양소를 섭취할 수 있는 조절능력을 가지고 태어난 것이다.

그런데 언제부터인가 이 먹이(음식)에 대한 인간의 판별능력에 혼란이 오고 있다.

음식물들이 예전과 달리 겉만 멀쩡하지 생명력을 살리는 주요 미네랄과 비타민, 효소 등은 줄어들었고, 거기다 본능을 혼란시키는 물질들이 더해지기 시작했다.

인공색소로 밝고 맑은 맛있는 색을 꾸며서 재료와 다른 색감으로 시각을 혼란케 했으며, 인공향으로 범벅이 된 음식물은 냄새를 통해 신선도나 발효, 부패도를 전혀 알 수 없게 해버렸다.

그뿐인가? 화학적으로 정제된 감미료는 음식물의 맛에 완전한 혼란을 주고 있다.

우리에게 있어 음식이라는 것은 식재료 자체가 어우러지며 맛을 내고 그 맛을 통해서 몸에 필요한 영양소를 자연스럽게 섭취하여 생명활동을 이루게 되는 것인데, 이러한 인간이 가진 생리적인 부분을 화학조미료를 첨가함으로써 간단히 무력화시킨 것이다.

인체의 내분비기능은 혼란에 빠질 수밖에 없다. 인공적으로 정제되고 만들어진 화학적 합성품들의 폐해는 뒤로 하고라도, 인간이 가진 감각이 모두 소용이 없어져 혼란스러운 인체는 끊임없이 생명력 있는 식품들을 원하며 과도한 영양을 섭취하고 지방을 축적하고 있다.

화학적인 맛에 중독된 우리는 화학조미료의 맛을 생명력을 높이는 '맛있는 음식'으로 오인하고 과하게 추구하게 된 것이 지금의 실정이다.

실례로 K-Detox의 법제 방법에 따라 수년간 음식물을 조리해 먹어온 J씨 가족의 경우, 감기나 배탈 등 잔병이 많았던 아이들이 식단을 바꾸고 아주 건강해졌다. 그러나 한 가지 문제가 생겼는데, 외부에 나가서 음식을 잘 먹지 못하게 되었다고 한다.

외부 식당에서 음식을 먹고 오는 날이면 어른들은 하루 종일 속이 느글거렸고 아이들은 토하기까지 했다.

화학조미료로 맛을 낸 외부의 음식들이 오랫동안 자연식을 해온 그들 가족에게는 인체가 이해할 수 없는 독소로 여겨졌고 토하게 해서라도 배설하고자 했던 자기 정화 작용이라고 생각할 수 있다.

한마디로 우리는 인체가 독소로 여기고 있는 음식을 맛있다고, 생명력 넘치는 음식이라고 오인하며 먹고 있는 것이다.

접근 방식을 바꾸자, 기혈(氣血)을 보충하여 체지방을 분해한다

다이어트 열풍의 원인을 찾아보자면 영양과잉으로 이루어졌다기보다는 생리적 기능들에 혼란이 오고, 섭취한 생명력이 부족하여 과잉섭취를 행해 왔다고 보는 것이 맞다.

거기다 우리가 다이어트로 소식을 하거나 절식, 단식을 하여 분해되고 체내 빠져나간 지방은, 다이어트가 끝나고 일반 식단으로 돌아오는 순간 빠른 속도로 축적을 시작한다. 신진대사가 약해지면 인체는 자연히 에너지 소모를 줄이고자 노력하기 때문이다.

보통 이를 요요현상이라고 하는데, 식사량을 줄이거나 끊을 경우 인체는 스스로에게 위기경보를 발령하고 에너지 소모를 최소한으로 줄인다.

단식이나 절식 다이어트 중에는 발걸음도 무거워지고 행동이 느려지며, 체온도 떨어진다. 신진대사를 낮추어 인체의 발열량까지도 최소화시키는 것이다. 그뿐 아니라 어지럽거나 하는 저혈당증세를 보이며 자신에게 경고를 한다.

일정한 시간이 지나면 어쩔 수 없이 잉여에너지를 연소시켜 에너지로 생명활동을 유지하는데, 이런 점에 입각하여 1일 1식이나 48시간 정도 단식하는 다이어트 방법이 유행하고 있다.

문제는 이러한 단식과 절식 등의 방법으로 다이어트를 행할 경우 인체는 잉여지방을 연소했던 기억을 가지고 있기 때문에 자꾸만 더 많은 양을 축적을 하려고 한다.

다음 번에 또다시 영양분을 공급받지 못할 경우를 대비하여 충분한 양의 지방을 축적해놓으려는 일종의 생존본능의 행동이다.

절약형 모드로 들어간 인체의 신진대사는 떨어지고 지방 축적량은 늘어나니, 살을 빼기는 어려운데 찌는 것은 순식간이라는 얘기가 나온다.

그럼 원인을 파악하고 제대로 된 치료를 하기 위해서는 어떻게 해야 할까?

먼저, 식단에서 인체의 생리조절기능을 무력화시키는 화학조미료와 인공향, 인공색소가 들어간 음식의 섭취를 단절시켜, 우리가 가지고 있는 음식을 판별하는 본래의 식품에 대한 감각을 되찾아야 한다.

그래야만 스스로가 적절히 음식량과 음식 종류를 조절하는 능력을 되찾을 수 있다.

여기서 한 가지 알아둘 것은 K-Detox식의 식단으로 바꾼 초기에는 반대로 식사량이 늘어날 수도 있다는 것이다. 생명력이 부족한 상태에서는 인체가 생명력을 보충하고자 올바른 영양분을 섭취하려 당기기 때문이다.

하지만 독소가 제거된 적절한 영양분은 인체가 사용하고 쓸모없는 부분은 독소와 함께 배설하기 때문에, 실제 살이 찌는 경우는 거의 없으며 며칠이 지나면 속이 든든해져서 적절한 양으로 식사량이 저절로 줄어들게 된다.

　또한 K-Detox를 진행하며 그 자체만으로도 지방과 결합된 독소를 분해하고 배설하게 되므로 다이어트가 진행되겠지만 더 빠르게 다이어트를 해야 하는 상황이거나, 독소의 과잉축적 상태로 질병이 있는 경우에는 K-Detox 전문 한의원을 찾아 일정기간 보조약물과 함께 절식, 소식 등의 방식을 사용해야 한다.

　이 과정에서도 무조건 절식하는 것이 아닌 충분한 영양소를 섭취하여야 한다. 당류가 들어있지 않은 직접 수제로 만든 요구르트(저온살균 저지방 우유를 사용한다), 생청국장이나 생낫토 등의 저염 · 저당의 발효식품, 딸기, 키위, 야콘이나 파프리카, 오이, 무 등의 과일과 야채를 끼니마다 충분히 먹어서 영양을 채워야 하는 것이다.

　한의학에서는 비만인 상태를 인체의 기혈(氣血)이 부족하여 과식을 하는 것으로 보기도 한다. 그러므로 기혈을 충분히 보충할 수 있는 영양소를 섭취해주면 다이어트로 인한 여러 가지 문제를 동시에 해결할 수 있게 된다.

　실제 전문한의원에서 K-Detox 방식의 절식과 소식 등을 동시에 진행한 경우를 보면 근육량은 거의 줄지 않고, 체지방 위주로만 체중이 줄어든 것으로 나타나고 있다. 특히, 앞서 설명한 K-Detox를 통해 몸을 회복한 사람들의 이야기 중 L씨의 경우를 다시 살펴보자면, 운동 없이 생식과 소식을 진행한 케이스였는데, 체지방량은 48.2kg에서 25.2kg으로 23kg 가량 감량되었으나 근육량은 오히려

39.9kg에서 41.3kg으로 소폭 상승하였다. 식단의 변화만으로 감량된 체중보다 지방이 더 빠지고 근육량은 늘어나게 된 이상적인 다이어트가 되었던 것이다.

생식의 경우도 K-Detox 방식으로 법제한 야채와 곡류를 준비해 분말하고, 저온살균 무지방 혹은 저지방 우유로 섭취하며, 식사 때마다 생청국장, 생낫토, 수제 요구르트와 야채 과일 등을 충분히 섭취하면 인체는 경고를 보내지 않는다.

그렇기에 저혈당 같은 증세도 없으며, 에너지를 아끼려고 몸에 힘이 없거나 체온이 낮아지며 면역계가 약해지는 현상도 거의 없다.

이런 K-Detox를 통한 다이어트 과정은 기혈이 보충되고 활발해짐으로 인해 인체가 충분한 에너지를 공급받고 있다고 생각하게 해주기 때문에, 신진대사가 왕성해지고 노폐물의 배설과 함께 과잉축적된 지방을 연소해야 한다고 몸이 스스로 판단하게 된다.

인간은 살아있는 생명의 존재이기에 충분한 생명력을 섭취하여 기혈이 충족되면, 자연스럽게 잉여지방이 축적되어 있는 것을 감지하고 그것을 연소시켜 에너지로 전환시키게 된다.

이때는 굶어서 지방과 근육이 같이 빠져 신진대사가 저하되고 다시 요요현상으로 고생하는 다이어트가 아닌, 독소와 체지방 위주로만 연소되는 이상적인 체중 감소 현상이 일어난다.

절식, 소식을 하여도 에너지 대사량이 높아지기 때문에 활기차지고 활동량이 늘어 근육량이 유지되거나 심지어 더 늘어나는 경우도 발생한다. 이는 일반적인 다이어트에서 다량의 근육이 소실되어 열량소모가 줄어 다시 급격히 살이 오르고 살이 잘 찌는 체질이 되는 것을 방지해준다.

그리고 본능적인 식감이 되살아나면 절식이 끝난 이후에도 인체가 필요로 하는 적절한 양을 섭취하게 되고, 신진대사 또한 낮아져 있는 상황이 아니라 반대로 평소보다 더 높아져 있는 상황이기에 체중이 환원되는 요요현상 또한 극히 줄어들게 되는 것이다.

K-Detox의 섭생방법에 따라 독소를 제거하면서도 가장 이상적인 다이어트를 진행할 수 있으니, 원인과 실행 상황을 파악하고 계획을 세워 차분히 행해 나가면 목표했던 몸무게를 충분히 달성할 수 있을 것이다.

대한한의통증제형학회 안내
─안전하고 빠른 한약의 연구

한약을 치료용으로 쉽게 먹는 방법은 없을까?

감기에 걸리거나 염증이 심해 열이 오르면 사람들은 일반 병원을 찾지, 한의원을 찾는 경우가 드물다. 이유는 치료방법으로서의 한약과 한의학에 대해 잘 모를 뿐더러 한약을 복용하는 방법이 양약에 비해 번거롭다는 인식, '한약은 효과가 느리고 보약으로 먹어야 한다'는 편견 때문이다.

기존의 탕제와 환제 등으로 획일화되어 있는 한약은 양약에 비해 복용이 불편하고 집 밖에서 먹기엔 곤혹스러움이 많아 현대인들에게 점차 외면받고 있는 것이 사실이다.

치료약으로 양약이 선호되는 가장 큰 이유 중 하나는 복용의 간편함이라 할 수 있다. 특정성분만을 화학합성해 만든 약물을 캡슐이나 정제를 통해 소량만 복용해도 약력이 발휘되는 양약과 달리 기존의 한약은 천연물 전체를 사용한다.

그렇기 때문에 걸쭉한 탕약이나 천연 약재를 제환하기 위해 부형제(밀가루, 찹쌀가루) 등을 넣어 다량의 환제로 복용해야 하고, 더불어 약효가 더디거나 저하되는 경우가 많았다.

한편으로는 한약재들이 예전처럼 야생에서 채취하거나 장기간 재배를 해서 약성이 높은 종류는 줄어들고 채소처럼 단기간 재배를 하는 경우가 많아져 약효의 질이 떨어지고 이로 인해 한약이 본래의 약력을 발휘하지 못한다는 인식이 퍼져 있는 것도 치료약으로서의 한약과 한의학이 인정받지 못하는 이유 중 하나다.

제형 변화로 한약의 새로운 패러다임을 창조하다

한약에도 천연물로 만들어 양약 못지않게 효과가 빠르고, 양약으로는 치유가 어려운 난치병에도 효력을 보이는 치료약이 있다. 하지만 그러한 처방에 사용되는 약재들은 구하기가 어려운 희귀 약재가 많았고, 법제 등이 필요해 사용하는 데 조심스러운 부분이 있어 대중화가 불가능했다.

이에 대한한의통증제형학회에서는 복용이 편리하면서도 효과가 빠른 한약을 개발하고, 한의학이 치료의학으로 자리잡을 수 있는 한약에 대해 연구해 3500여 명의 한의사들과 공유하고 있다.

제형을 외형만 변화시켜 캡슐제나 정제 농축액상 등으로 만든다면 변증 및 효과 없는 약물을 고비용으로 처방하는 오류를 범할 수밖에 없다. 그러므로 표준화된 처방을 통해 고급 약재를 선별하고 고도의 법제 방법을 통해 독성을 제거하고 정화해 약력과 체내 흡수력을 최대화시킨다.

거기에 원적외선 등 전통에 부합되는 과학적 숙성 및 발효 방식과 약성을 파괴하지 않은 현대의 추출·진공농축 등을 통해 고농축화하고, 이를 다시 정제하는 방식을 통해 기존 천연 약물의 안전성과 안정성, 유효성을 높이고자 연구해왔다.

약재	성분	열수추출	80% 농축액	30% 제거 액상
마황	Pep	6.68μg/mg	6.81μg/mg	7.06μg/mg
	Ep	22.2μg/mg	21.7μg/mg	20.8μg/mg
	Pep+Ep	28.9μg/mg	28.5μg/mg	27.9μg/mg

위의 표는 마황(두통, 천식, 오한발열 등에 쓰는 약초)을 열수추출(뜨거운 물로 추출)한 액상, 액상을 80%까지 감압농축(진공 상태로 저온에서 농축)한 농축액, 정제액상(농축액을 필터링해 전분과 점액질을

30% 분리시킨 것) 세 가지의 에페드린(마황에 함유된 알칼로이드로 마황 약효의 본체라고 한다) 함량을 비교, 분석한 것이다.

표에 나와 있듯이 유효 성분상으로는 큰 차이가 없다(기존의 여러 연구에서도 큰 차이가 없다는 결과가 나왔다). 그리고 이러한 방식의 한의학의 근본 이론이 배제되고 과학이라는 이름으로 성분학적 이론 배경을 바탕으로 기존의 한약에 대한 제형 변화들이 현재 이뤄지고 있다.

그렇다면 위와 같이 유효 성분이 거의 동일한 약물들을 각각 복용했을 경우 효능도 동일할까?

그렇지는 않다. 학회에서 실제로 약물의 제형을 변화시키면서 약물의 유효성에 대해 임상 실험을 한 결과, 비슷하기는 했지만 전통 방식으로 열수추출된 한약액 자체보다 제형 변화된 약물들의 효능이 떨어지는 경우가 대부분이었다.

이러한 부분을 보완하기 위해서는 처방별로 제형 변화의 방법을 달리 하고 원 처방의 함량 비율도 제형 변화 방법의 특성에 맞춰 약재별로 재조정이 필요하다고 생각했다.

또한 마황의 연구 결과로 유추해 볼 때 천연 약물의 몇 퍼센트를 차지하는 특정 지표물질의 화학적 성분을 합성해서 만든 합성 대체 물질은 본래의 한의학적 약성을 되살리거나 밝혀내기 어렵다.

그렇기에 성분학상의 지표물질보다는 전통 한의학적 기미(한의학에서 말하는 약의 상태와 맛. 사기(四氣)와 오미(五味)로 나뉜다)와 기

전(귀경 및 장부의 생리)에 입각해 천연 약재들이 생성되는 원리를 깊이 생각하고 참고해 처방해야 한다고 생각하게 되었다.

한약의 제형을 복용이 간편하고 효과가 빠른 캡슐, 정제, 개량액상 등으로 변화시키기 위해서는 처방의 표준화를 통해 약물의 유효성·안정성·안전성·경제성 등이 확보되어야 하며 학술적 근거와 임상적 유용성을 동시에 가져야 한다.

이제까지 한의계가 외형상의 제형 변화에 관심이 많았다면 앞으로는 유효성·안전성·경제성, 그리고 환자들에 대한 접근성 등에 많은 관심을 기울여 성과를 이루어야 한다.

이러한 노력들이 성공적으로 이뤄진다면 기초 질환들에 대해 제형화된 한약을 처방해 부담이 적은 표준화된 진료를 제공할 수 있을 것이며, 이는 한의학의 위상과 경쟁력을 높여서 더 많은 국민들이 훌륭한 전통 진료와 치료를 받을 수 있도록 하는 데 크게 기여할 것으로 생각한다.

구하기 어려운 약재를 대체할 물질을 만들다

한약의 제형 변화에 대한 연구와 더불어 학회에서는 천연 희귀 약재를 대체할 물질을 찾기 시작했다. 그 결과 한의학에서 대중적으로 거의 이용되지 못했던 천연 희귀 약재들을 대체할 물질에 대해 어느 정도 성과를 이루게 되었다.

천연 희귀 약재인 사향·웅담·우황·서각·주사·석웅황 등은 화학적으로 합성한 양약보다 훨씬 빠르고 강한 효능이 있고 안전성과 유효성을 지녀서 난치·불치병에도 통용될 수 있는 천연 약물이지만, 진품을 구하기가 힘들고, 구한다 해도 그 가격이 워낙 높아 대중적으로 사용되기에는 무리가 있었다.

그래서 이러한 약재들과 기미와 기전이 비슷한 천연 약물들을 조합하고 법제와 숙성, 전통 한의학에 들어맞으면서도 과학적 정제 과정 등을 거쳐 천연 희귀 약재의 생성 원리에 입각해 연구하고 약재 적용 실험을 수없이 거듭하였다. 그 결과 희귀 약재에 가장 근접한 효능과 효과를 지닌 대체물질들의 처방을 찾고 대체물질을 효율적으로 사용한 처방들을 실현해냈으며, 이에 대해서는 현재도 계속 연구 중에 있다.

천연 항생소염제 자웅소염단, 천연 약재를 이용한 고혈압 약의 연구

1930년대 푸른 곰팡이에서 발견한 페니실린을 시작으로 항생제는 '기적의 약'으로 불리며 천여 종이 넘게 개발되었다. 하지만 국내에도 항생제 오남용으로 인해서 내성균에 의한 간염 사례가 발견되고, 항생제에 의한 부작용 사례도 인터넷을 통해 널리 알려지고 있는 상황이다.

병원균을 죽이기 위해 개발된 항생제는 필연적으로 독소를 지닐 수

밖에 없고, 그로 인한 부작용과 살아남은 병원균에 의해 내성균이 발생하는 걸 막는 것은 불가능하다. 더 강력한 약이 개발되지만, 더더욱 강력한 내성균이 등장하며, 언젠가 과학이 질 수밖에 없는 게임을 하고 있다.

한의학에서의 항생소염작용은 면역력과 연관이 있어서 서양의학에서 얘기하는 방향과는 좀 다르다. 하지만 그 약효의 속도가 느리고 강력하게 작용하지 못하는 경우가 많았다.

이에 학회에서는 이러한 문제점이 많은 항생소염제에 대응할 만한 복용이 쉽고 빠르며 강력하게 작용할 수 있는 한의학적 천연약물을 연구하게 되었다.

간기능 활성화를 통해 면역기능을 높이고 소염, 진통작용을 하는 항생소염 방법을 찾는 것이 목적이었다. 특정 병원균을 공격하는 것이 아니라, 인체가 본래 가지고 있는 면역체계를 활성화시키고, 순환을 통해 저절로 염증이 소멸되고 병이 낫도록 하는 한의학적 이론에 걸맞는 효율 높은 치료방법을 지속적으로 연구하였다.

이와 함께 최근에는 항생소염제와 마찬가지로 양약의 또 다른 문제인 고혈압약을 한의학적 원리에 따라 천연 약재로 대체하는 방법에 대해서도 연구 중에 있다.

혈압을 인위적으로 낮추어 조절하는 양약의 고혈압 약이 아닌 한의학에서 보는 고혈압의 발생 원인을 참구하고 인체의 기혈부족과 순환문제, 그리고 혈관의 문제를 해결하면서도, 빠르고 강력하게 혈압을 낮출 수 있는 천연 약재로 이루어진 고혈압 처방에 대한 연구를 진행 중에 있다.

이렇듯 학회에서는 안전하고 효용성이 높으며 인체에 친화적인 천연의 약재를 사용하여 질병을 치료하는 한의학의 위상을 높이고자 많은 연구를 이어가고 있다.

※한약은 발전하고 있다. 복용이 불편했던 탕약이나 환약들은 고농축과 발효, 숙성의 방법, 법제 방법 등을 통해, 캡슐이나 정제 과립제, 고농축 액상제제 등으로 변화하고 있다.

"반드시 필요한 일을 하고 있는 거다, 한의학과 한의계가 앞으로 가야할 길을 먼저 선도 하고 있는 거지. 우리가 개인의 욕심만을 채우고자 일하는 게 아니잖아."

고(故) 김경환 회장님이 학회 일과 약물 연구 등으로 연일 밤을 새우고 힘들어할 때면, 언제나 하시던 이야기이다.

지난 몇 년간, 침상에 제대로 등을 대고 누워 편히 잠을 잔 적이 손에 꼽힌다. 새벽까지 작업을 하고 집에 간다고 차에 탔다가 그대로 차에서 잠들어 아침에 곧바로 출근하는 일도 자주 있었고, 짬나는 시간이면 의자에 앉아 그대로 졸거나 쪽잠을 자는 일도 평범한 일상이었다.

지치고 힘든 하루가 가고, 새벽녘 집에 가기 전 편의점 앞에서 시원한 물 한 병을 사서 마시며 우리가 힘들어하는 모습을 보면 언제나 그런 얘기를 했었다. 우리는 중요한 일을 하고 있다고, 한의학의 발전을 위해 정말 큰일을 하고 있는 것이라고.

고 김경환 회장님은 다년간 한의원을 운영하던 중 환자들이 느끼는 고통을 절감하고 한약의 발전과 현대화가 필요하다 생각하여 제형변화를 위한 연구를 위해 학회를 창립하고 비주류의 인재를 영입하여 한약의 현대화와 변화를 위해 노력하였다.

또한 한의사협회의 약무이사로 한의학의 발전과 국제화에 전력투구하여 심혈을 기울였다.

주말과 공휴일은 물론, 명절에도 가족과 보낸 시간보다는 직원들과 함께 일하며 보낸 시간이 더 많았다.

자기 자신보다는 언제나 남을 먼저 생각하시던 호인이셨기에, 항상 믿고 따랐으며, 많은 이들에게 양보하는 삶을 사셨다. 자신의 일보다는 여러 가지 문제로 분란이 일고 혼란스러웠던 한의계의 문제를 먼저 해결하고자 불철주야 해결방안을 찾아 노력했다.

마지막 가시던 날, 새벽에도 당시에 일어났던 한의계 문제를 해결하고자 방안을 찾고 계셨다.

학회를 창립하여 한의학에 도움이 될 씨앗을 뿌리고, 새싹을 가꾸었으나, 꽃이 피고 열매를 맺는 것은 보지 못하고 가셨다.

언젠가 머지않은 그날, 하늘에서라도 자신이 뿌린 씨가 꽃을 피고 열매를 맺는 모습을 보고 웃음지으실 것이라 생각한다.

함께 원고를 집필하면서 밤을 지새웠고, 책이 되어 나오기를 가장 고대하셨던 고 김경환 회장님의 영전에 이 책을 바친다.

고(故) 김경환(金京煥)
   대한한의통증제형학회 회장
   대한한의사협회 약무이사
   대한한의태극권수련회 회장
   동국대학교 한의과대학 대학원 박사
   동국대학교 한의과대학 대학원 외래교수
   경희대학교 한의과대학 대학원 외래교수

대한한의통증제형학회

http://cafe.daum.net/KOPA-dds
http://www.kopadds.org

대한한의통증제형학회는 대한한의사협회 한의학회의 정식 인준 학회로, 한약 제형의 다변화를 통해 점차 퇴색하고 있는 치료의학으로서의 한의학의 위상을 재정립하는 목표로 창립 운영되고 있다.
대한한의통증제형학회는 통증 질환의 치료는 물론이고 복용이 간편하면서도 효능이 뛰어난 새로운 개념의 한약 제형을 연구 개발함으로써 한의학의 학술 및 임상 발전에 기여하고 있다.
학술자료집, 논문집 등을 발간하는 한편으로 매년 정기적으로 학술 집담회와 학술대회를 개최하여 3,500여 명의 정회원 한의사들과 공유하고 있다. 학회의 연구 및 개발 내용에 대해서는 외부의 검사기관과 연구기관 등을 통해 공동연구 및 한의학의 실제적 검증을 받으며 착실히 성장해 나가고 있다.

※좀 더 자세한 식단과 운동, 섭생 등에 대한 문의는 k-detox.co.kr

내 몸을 위한 한방 디톡스

초판 1쇄 인쇄일 2013년 5월 23일
초판 1쇄 발행일 2013년 5월 30일

지은이 대한한의통증제형학회
발행인 이승용
발행처 |주| 홍익출판사
출판등록번호 제1-568호
출판등록 1987년 12월 1일
주소 서울 마포구 서교동 395-163(121-840)
대표전화 02-323-0421 **팩스** 02-337-0569
이메일 editor@hongikbooks.com
홈페이지 www.hongikbooks.com

ISBN 978-89-7065-379-2(03510)

이 도서의 국립중앙도서관 출판시도서목록(CIP)은
e-CIP 홈페이지(www.nl.go.kr/ecip)에서 이용하실 수 있습니다.
(CIP제어번호 : 2013006767)